医护患 战友情

主　编　孙学东
副主编　夏述旭　李　雪
　　　　孙玉琴　孙宏春

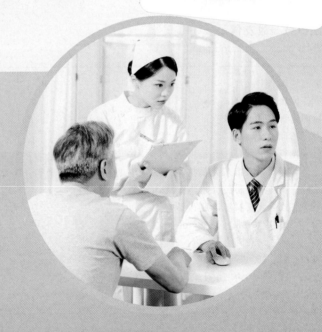

华中科技大学出版社
http://www.hustp.com
中国·武汉

内 容 简 介

医生、护士、患者的共同敌人是疾病,因此医护患是与疾病作斗争的战友,他们的战场是医院及危害人身健康的任何场所,共同的目标是战胜疾病,保护与促进病人的健康。所以,医护患是同一个战壕里的战友,是一个共同体,他们的情谊是战友情。本书对三者的关系与利益进行了较为详细的介绍,并以讲故事的方法介绍三者作为生命共同体的重要性。

图书在版编目(CIP)数据

医护患 战友情/孙学东主编. —武汉:华中科技大学出版社,2019.10
ISBN 978-7-5680-5297-9

Ⅰ.①医… Ⅱ.①孙… Ⅲ.①医院-人间关系-研究 Ⅳ.①R197.322

中国版本图书馆 CIP 数据核字(2019)第 211553 号

医护患 战友情
Yi-hu-huan Zhanyouqing

孙学东 主编

策划编辑:王汉江
责任编辑:汪 粲
封面设计:原色设计
责任监印:徐 露
出版发行:华中科技大学出版社(中国·武汉) 电话:(027)81321913
　　　　　武汉市东湖新技术开发区华工科技园 邮编:430223
录　排:华中科技大学惠友文印中心
印　刷:武汉科源印刷设计有限公司
开　本:710mm×1000mm 1/16
印　张:10.25 插页:4
字　数:233 千字
版　次:2019 年 10 月第 1 版第 1 次印刷
定　价:36.00 元

中国科学院院士韩启德教授题词

醫乃仁術

醫患共同努力維護
醫學的尊嚴和温度

韩启德题

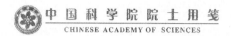

中国科学院院士用笺
CHINESE ACADEMY OF SCIENCES

孙学东教授：

　　来信和所附材料都收到。知道您耄耋之年，身体也不好，但仍然在为维护良好医患关系和普及医学健康知识努力工作，奋斗不息，很受感动。在我国当前社会转型之际，医患关系出现一些新的情况，您带领青年医生们写《医护患　战友情》一书，是有意义的，我为该书写了几个字，权当支持。即颂

　　冬安

2018 年 10 月 11 日

韩启德，中国科学院院士、发展中国家科学院院士，病理生理学家。曾任第十届、十一届全国人大常委会副委员长，十二届全国政协副主席，九三学社中央主席，中国科学技术协会主席，北京大学医学部主任。

中国科学院院士杨叔子教授题词

孙学东教授：你好！

来函拜读。

　　希望你主编的《医护患　战友情》大作早日成功出版。
希望医生、护士、病人及病人家属都能够："首先学会做人，
同时必须学会做事；以做事体现与升华做人，以做人统率与激
活做事。"社会主义会更加美好。

　　"莫道桑榆晚，为霞尚满天。"你与你们团队的崇高精
神，值得我们大家学习。

2018年6月　瑜园

　　杨叔子教授是中国科学院院士、著名机械工程专家、教育家，担任过中国科学
院技术科学部副主任、华中科技大学学术委员会主任、华中理工大学校长、教育部
高等学校文化素质教育指导委员会主任委员、中国高等教育学会副会长、中国机
械工业教育协会副会长、教育部高等学校机械学科教学指导委员会主任、中华诗
词学会名誉会长、湖北省人民政府咨询委员会主任委员、湖北省科学技术协会副
主席、湖北省高级专家协会会长等。

中国工程院院士樊明武教授题词

心灵至通，传递善良。

医护患者团结一致，战胜

共同的敌人——疾病。

献为挽救生命而奉献青春的医护战友

樊明武

二〇二〇年八月八日

樊明武，中国工程院院士、教授、博士生导师。华中科技大学原校长，我国著名的回旋加速器专家、磁铁理论与工程专家，国家级有突出贡献中青年专家。曾任中国原子能科学研究院院长，华北电力大学核科学与工程学院名誉院长，华中科技大学学术委员会主任，湖北省科学技术协会主席等职。

华中科技大学同济医学院
医学教育家冯新为教授题词

孙学东教授主编的《医护患 战友情》一书，主要论述了目前在不少地方出现的医护患关系（以下简称医患关系）紧张的问题。这种紧张的关系，偶尔甚至可以导致少数医护人员的伤亡；问题引起了各有关方面的高度重视。不及时解决，这种事情可能会进一步影响社会的安定。孙教授等在这本书中就医患关系紧张的原因和解决办法，作出了中肯的分析，提供了切实可行的对策。我体会他们的意思是：发生这种事情，在多数情况下不能归咎于一方而另一方则完全无辜，据此，双方都应该更高地要求自己，更好地理解对方；这也就是古人所说的"严以律己，宽以待人"。在医护方面特别是医生，就应该进一步提高自己的医德，对病人更加耐心，更有爱心，要痛病人之所痛，急病人之所急，对所有的病人，不论贫富贵贱，要一视同仁。在患者方面要对医护特别是医生，应有更多的尊敬和信任，不要苛求，不要刁难。真正发生问题甚至事故时，双方都要冷静，更要学会"冷处理"，不要在火头上草率行事，以致大搞"医闹"酿成悲剧。要等事情弄完全弄清楚以后双方才来商议解决办法。

我希望广大的医护人员，能够读到此书而深受裨益。不过本书印数毕竟有限，为数更为众多的广大患者恐怕很难都看到此书。因此我建议主编孙学东教授和李书的几位作者能把有关内容

华中科技大学同济医学院

TONGJI MEDICAL COLLEGE OF HUAZHONG UNIVERSITY OF SCIENCE AND TECHNOLOGY

写成科普文章，投向有关报刊，投向广播、电视台，扩大影响面，使广大患者和患者家属也能获得这方面的信息，从而也有助于问题的解决。

此外，本书的内容也涉及到了医药卫生的许多其他方面，我认为对读者特别是医务工作者都会很有帮助。

冯新为

2018.06.19

（冯新为教授是华中科技大学同济医学院资深病理教育老教授，现年95岁）

地址：武汉市航空路13号　邮政编码：430030　传真：(027)83692550　网址：www.tjmu.edu.cn
Address：No.13.Hangkong Rd.，Wuhan，P.R.China

2

冯新为教授1949年毕业于国立同济大学医学院，长期从事病理生理学与免疫学教学与科研工作，是著名的医学教育家。

今天是首个中国医师节，祝全国医师和医务工作者节日快乐！愿医患携手，共抗疾病，共促健康，共建和谐。
国家卫生健康委员会

上图为国家卫生健康委员会在第一个"中国医师节"（2018.8.19）向全国医师和医务工作者发"短信"祝贺节日的截图。

序　言

在"全国卫生与健康大会"精神鼓励下,从事医疗卫生与医学教育工作近半个世纪的孙学东教授带领四位年轻医务工作者历时近 2 年共同编写了《医护患　战友情》一书。此书旨在构建更加和谐的医患关系,为促进公民健康与健康中国建设做出努力!

本书具有以下几个方面的特点:

是一本医学科学与人文科学相结合的书籍。不仅传播医学科学知识,更传播医学人文关怀。

是一本提倡在医学领域及全民中全面贯彻落实社会主义核心价值观的书籍。人们共同生活在习近平新时代,为建成中国特色社会主义现代化强国而共同奋斗。无论是医务工作者或是病人及家属都应该在医疗实践中执行社会主义核心价值观,尤其是敬业、和谐、诚信、友善、法治、文明等更是每一个公民对在待事物与人际关系必须严格遵守的基本原则。

是一本全面贯彻新时代"卫生工作方针"的书籍。

是一本客观与理性对待当前医学科学的局限性与公民对医学技术高度信任与要求之间存在一定差距的科学普及书籍。承认现阶段医学科学技术中还有许多疾病难以治愈或无法避免死亡现象发生。同时也以发展的眼光对医学科学技术的发展与进步进行了展望,并且列举新发展的科技项目正在造福或即将造福于人类。是一本促进医学科学前进与发展的书籍。本书提倡中医与西医各有所长,要互相学习与借鉴,共同提高与发展。

是一本在法治社会中全面贯彻实施相关医疗卫生法律、法规、条例、政策规定的书籍。提倡医务工作者与公民都应在法制轨道上运行。若出现了"医疗纠纷"更要理性地对待与处理,处处事事按照相关法规办事,杜绝各种不合法的现象发生。

是一本提倡向医学先贤及当代医学优秀代表学习的书籍。

总之,本书是作者们辛勤劳动的成果,并获得了著名医学专家及人文学家的支持,也获得了武汉市科学技术协会支持并纳入了"武汉市全民科学素质行动计划"项目(2018 年度)。

应本书写作团队的邀请,特写了上述内容,亦可作为序言。

毛靖

2018·12·29

毛靖,女,武汉同济医院口腔科教授,主任医师,博士生导师。华中科技大学同济医学院口腔系副主任,同济医院口腔医学中心副主任,正畸科主任。留学德国两年,从事口腔正畸学临床、教学和科研工作 30 年。

学术兼职:中华口腔医学会理事,中华口腔医学会正畸专委会常务理事,湖北省口腔医学会副会长,湖北省、武汉口腔正畸专委会副主任委员。国家博士后留学基金评审专家、国家自然科学基金评审专家、863 项目评审专家。华中科技大学同济医学院护理学院院长等职。

前　言

人类社会进入了 21 世纪,科技高度发达,社会应该更加文明与和谐。全世界 70 多亿人都生活在一个地球村里,不论肤色如何,不管是何种族,也不分什么宗教信仰,更不分男女老少,大家都应该是一个和谐的"人类命运共同体"。

然而,当今社会,世界并不太平,局部动乱与战争使数以万计的人背井离乡,流离失所,沦为难民。

除了人为因素外,自然灾害也不断频发,巨大的台风或飓风袭击人类居住的家园,使灾区民众无家可归而被迫远离灾区。偶然发生的地震更让人类防不胜防,房屋倒塌,人类惨遭死伤。

还有一些看不见、摸不着的病原体也在兴风作浪,侵袭人类身体健康,甚至威胁或夺取人类宝贵的生命。如 2003 年的"SARS 病毒(非典病毒)"及近些年来的"埃博拉病毒"肆虐人类,夺去了无数人的生命……

自然灾害有些是可以预测与预防的,如台风的产生及活动的轨迹是可以预测与预报的;火山的活动及喷发也可以预测与预报,这些自然灾害应尽最大努力避开其锋芒,使之产生的危害降低到最低程度,更要注意人类生命财产安全。有些自然灾害目前尚不能准确无误的预测,如地震等,也应尽其所能的减少损伤与死亡。可以期望在不久的将来,这类自然灾害的发生与发展规律会被智慧无限的人类所攻克与掌握,那时会像现在人类预测与预防台风或飓风一样的避开它们的袭击与损伤。

对病原体的预防具有一定的难度与不可预测性,因为病原体也在随着时间跨度而产生变化与变异,更有一些病原体寄生在各种生物体内,平时与动物共生,与人类"和平共处",一旦它们产生变异或进入人体则会进攻人体,人类原有的防卫系统(如免疫系统)对其无防御和杀敌本领,反而可能受到它们的破坏,会导致感染者生病或死亡。如艾滋病病毒(也称人类免疫缺陷病毒,HIV),至今尚无好的治疗药品与预防方法。不过科学工作者们正在向艾滋病及 HIV 发起总攻,可望在不久的将来制造出治疗艾滋病的新药与防治 HIV 的疫苗等。

人类文明的历史长达数千年,在数千年的历史长河中,人类始终遵循着"生老病死"的规律,这"四字诀"中最折磨人类的是"病",因此,人类发展史也可以说是与疾病作斗争的历史。"病"的原因很多,但归纳起来无非是"内因"与"外因",所以中医称为"内伤七情","外伤六淫"。西医病因分类虽然十分复杂,但也大致如此。

人类在与疾病长期作斗争的过程中形成了"医护患"三位一体的格局,因此,"医护患"是共同与疾病作斗争的群体,他们的关系是战友,他们的共同敌人是疾病,他们的共同战场是医院,他们的情谊应是浓浓的"战友情"。

请看一个动人的故事:一位 57 岁的妇女患严重腹部疾病肚大如鼓,家属立下"生死状"要求医生放心尽力做手术治疗。手术历经 8 小时取得成功,几经抢救与精心治疗后患者完全康复。家属与患者向医护人员致谢时行鞠躬礼,同时医生与护士也向家属及患者还以鞠躬礼。这感人肺腑的一幕被记录下来了,真正体现了医护患家属之间的浓浓战友情谊!

然而,在近些年里,这个"医护患"共同的战场——医院中出现了一些异常的或极不正常的怪事或怪现象——社会学家称之为"医闹",究其原因也是多方面的,本书将为共建"医护患"的战友情做出努力。

人生的情谊是多种多样的,更是丰富多彩的。如:亲情、同窗情、夫妻情、同事情、战友情……本书将"医护患"三者的关系与情谊定为"战友情"是明确指出三者面对疾病这个危害人生健康甚至夺去生命的疯狂"敌人"——疾病作斗争时,三者是一个战斗集体,他们同在一个战场上,都在一个战壕里,因此是休戚与共的战友。不论"战斗"的结果如何,三者都是尽力而为的协作者,既是战友,也是"命运共同体"。笔者作为一个从医半个世纪的医务工作者,对此有深刻体会与感受,现在已是一个年逾花甲的老年人,也免不了疾病缠身与看病就医,特此将自己的某些经历及感受与公众分享。另四位年轻作者,既有临床实践经验,也有一定的管理水平,从各自不同的角度进行了医护患三者关系的阐述(夏述旭写第 5、6 章,李雪写第 3、10 章,孙玉琴写第 4、12 章,孙宏春写第 9 章)。

展望未来,科技会更加发展与发达,新科技成果会促进医学科学的发展,从而将更好地造福于人类。

放眼世界,理智而聪慧的人类会将世界治理得更好、更和谐。整个地球村的每一个人都会成为"人类命运共同体"中幸福的一员。

中国是治理与打造人类命运共同体的中坚力量!医疗卫生战线更加显现出中国在这方面的突出贡献。在国外,我国医疗队为世界人民,尤其是为非洲人民的健康与生命安全做出了举世瞩目的贡献。当"埃博拉病毒"肆虐人类,夺去了无数人生命时,中国医疗队奋勇当先,战胜了病毒与疾病,挽救无数感染者的生命!中国科学家屠幼幼等研制的"青蒿素"治愈了数以百万计的疟疾病人,并获得了诺贝尔奖。

本书完稿之际,国务院《医疗纠纷预防和处理条例》颁布,并于 2018 年 10 月 1 日实施,其中第三条规定:"……规范诊疗活动,改善医疗服务,提高质量,预防、减少医疗纠纷。在诊疗活动中,医患双方应当互相尊重,维护自身权益应当遵守有关法律、法规的规定。"第二十一条规定"各级人民政府应当加强健康促进与教育工作,普及健康科学知识,提高公众对疾病治疗等医学科学知识的认识水平。"这正是作者写作此书的宗旨,希望医护患都和谐共处,成为共同与疾病作斗争的战友!

在此,深忱地感谢韩启德院士、杨叔子院士、樊明武院士及冯新为教授对本书的指导与支持。同时也感谢武汉市科学技术协会的大力支持,将本书纳入 2018 年度全民科学素质行动计划科普工作项目并给予资助。感谢华中科技大学出版社的大力支持。

作　者

2018 年教师节

目　录

第一章　社会与社会角色

一、当今社会的特点

我们现在所处的时代具有什么特点？这是社会学家们研究的重大课题。

由于每个人成长的环境、所受的教育、工作经历、所在的单位、个人的经历等都不完全相同,其答案肯定不一样。因此,对当前所处的时代不能用一个特征来表述,任何一个特征都不能完整地表达这个时代的特点,因为这个时代已经多元化,并且是在不断地变化与发展着。一般而言可以分为以下两个阶段。

1. 改革开放以前的基本特点

人与人之间差距甚小,生活水平差距不大,思想意识差距甚小,人生追求差距也不太大,就连穿衣戴帽除了男女有别外,其色彩差别也不太大。

那时的人们几乎不存在谁比谁更富有,谁比谁更优越的问题。

2. 改革开放 40 年后的基本特点

世界本来就是多姿多彩的,人们各有各的追求,各有各的特征。尤其是改革开放后,人们的视野开阔了,国外的先进事物进来了,提高了人们的创造及创新能力。出国学习的人多了,学成归国的人才也多了,带回了先进科学与技术,促进了社会的发展与进步。

当今社会在改革开放的旗帜下,各个领域、各个层面每天都在发生着变化,发展理念不断更新,新鲜事物层出不穷,每天都会产生无数的新变化和新机遇。当今社会的鲜明特点概括而言有以下几点。

(1) 当今社会是一个"不断创造机遇"的社会。

国家提倡并鼓励"大众创业,万众创新"。

(2) 当今社会是一个"海阔凭鱼跃,天高任鸟飞"的社会。

在这样一个社会,"思想有多远,行动才会有多远"。只要你足够的优秀,就一定能够得到社会的认可。真可谓"海阔凭鱼跃,天高任鸟飞"。

(3) 当今社会是一个"百舸争流"的社会。

大学升学考试、研究生入学考试、国家公务员考试、司法职称考试、出国留学考试、各种岗位应聘考试等,真是"百舸争流",优胜劣汰,只要你奋勇当先,总有机会胜出。逆水行舟,不进则退啊!

（4）当今社会还是一个"矛盾重重"的社会。

由于发展还不充分也不平衡,社会上也确实存在不公现象。要加强"八荣八耻"与"社会主义核心价值观"的教育,共同为实现"中国梦"而努力奋斗。

（5）焦虑情绪和浮躁心态是当今社会的另一个特点。

焦虑和浮躁心态大量出现,这是令人担忧的现实!所以贯彻党的十九大报告中关于"加强社会心理服务体系建设,培育自尊自信、理性平和、积极向上的社会心态"的精神,是十分必要与十分重要的。

要上下齐心协力统筹推进,并持之以恒,树立正确的价值观与人生观。消除各种攀比心理造成的人为焦虑。

值得提醒的是,每一个人都要把自己作为改革者与主人翁,而不是观望者。只有人人都"撸起袖子加油干",幸福生活才会早日实现。

二、人在社会中的角色及变化

社会角色广义而言,任何人都在扮演不同的社会角色,人的一生都在扮演着不同的角色,而且要完成相应角色的任务。

本文讨论的主要是医生、护士、患者在与疾病作斗争中各自的角色及应该承担的责任。

其实人生就是一个大舞台,所以从出生到死亡,任何人都离不开这个舞台及其所扮演的角色。

莎士比亚在《皆大欢喜》中这样写道:

全世界是一个舞台,

所有的男男女女不过是一些演员,

他们都有下场的时候,

也都有上场的时候,一个人一生中扮演着好几个角色。

社会角色主要包括了三种含义:①社会角色是一套社会行为模式;②社会角色是由人的社会地位和身份所决定,而非自定的;③社会角色是符合社会期望(社会规范、责任、义务等)的。

社会角色的特点:普遍性、复杂性、表现性。

社会角色的要素:角色权利、角色义务、角色规范。

三、完成本职工作是对社会角色的基本要求

社会角色是指与人们的某种社会地位、身份相一致的一整套权利、义务的规范与行为模式,它是人们对具有特定身份的人的行为期望,它构成社会群体或组织的基础。角色是人们对于处在特定地位上的人们行为的期待;角色是社会群体或社会组织的基础。

1. 在社会中人人都要遵守的基本要求

社会是由人组成的,因此,除了自己社会角色的特殊性外,还有一些公共的基本要求是必须遵守与执行的。

2. 当今社会对职业角色的基本要求如何

社会主义职业道德规范是要大力倡导以爱岗敬业、诚实守信、办事公道、服务群众、奉献社会为主要内容的职业道德规范,鼓励人们在工作中做一个好的建设者与管理者。既要体现出时代的鲜明特征,又要有在社会主义市场经济条件下各种职业道德的共同特点,所以,它适用于各行各业。

3. 医生与护士角色的基本要求是什么

(1) 爱岗敬业:医生与护士的工作地点主要是在医院里,因此,他们的服务对象是病人。他们要精心诊治病人。

爱岗就是热爱自己的工作岗位,热爱自己的本职工作,以病人为中心,全心全意为病人服务。多观察病人及病情变化,对疾病变化及时正确处理。

敬业就是以极端负责的态度对待自己的工作,尽职尽责为病人诊治疾病,忠实履行"救死扶伤"与"治病救人"的使命。敬业的核心要求是严肃认真,一心一意,精益求精,尽职尽责。

(2) 诚实守信:诚实守信是做人的基本准则,也是社会道德和职业道德的基本规范。在中国传统儒家伦理中,诚实守信被认为立政之本、立人之本、进德修业之本。作为医务工作者,在治病救人的过程中一定要坚持诚实守信原则。

当然,对于本单位或本人不能治疗或者无条件解决的"疑难病症",不要为自身利益而强行留下勉强应对,这既是对病人不负责任,更是失掉了做人的基本原则——诚实守信。

(3) 办事公道:办事公道是指对人和事的一种态度,也是千百年来人们所称道的职业道德。它要求人们待人处世要公正、公平。

作为医务工作者,重要的是"对病不对人",一个好的医务工作者应该对所有求医的病人做到"一视同仁"。

(4) 服务群众:因为任何人要生存、要发展、要工作、要劳动,首先总是要接受社会和其他人提供的大量服务;同时,任何一位从业者也总是在自己本职岗位上通过自己具体的工作、劳动,为他人、为社会提供服务。所以,服务群众是社会全体从业者通过互相服务,来达到社会发展、共同幸福。服务群众是一种现实的工作方式,也是职业道德要求的一个基本内容。

作为医务工作者服务的群体具有一定的特殊性——生病的人群(也可说是"弱势群体"),因此更要有耐心与恒心,更要关心他们。医护人员要将病人当亲人,主动为病人着想,"急病人之所急,想病人之所想"就会做好自己的服务。

(5) 奉献社会:人人都是社会中的一员,不论是什么社会角色,都要积极地奉献社会。

奉献社会就是社会主义职业道德的本质特征。

医务工作者必须奉献社会,笔者认为不仅仅体现在看好病、治好病上,还要全面贯彻我国"卫生工作方针",以预防为主,让人们少生病或不生病。

四、践行社会主义核心价值观是对社会角色的总体要求

人类社会是一条历史的长河,它会永远奔腾不息地向前流淌。

既然是历史长河就会有流淌的轨迹与阶段性,这就形成了各个不同历史时期的人类社会发展史,古今中外概莫能外。

中国社会发展到今天(社会主义阶段),也是历史的必然。这个历史阶段对人们及其所担任的社会角色有什么总体要求,这是每个人都要思考并践行的实际问题。

当前,践行"社会主义核心价值观"就是对每个人的总体要求。社会主义核心价值观包括 24 个字:富强、民主、文明、和谐;自由、平等、公正、法治;爱国、敬业、诚信、友善。

医务工作者,不论你是医生、护士还是医辅人员,都要严格遵守爱国、敬业、诚信、友善。爱国,虽然我们每天都在做平凡的事业,但也是爱国的体现,尤其是那些援外的医务工作者,他们的一举一动都体现了中华人民共和国的形象,是在为国争光。敬业是医务工作者应该终身坚持的准则,只要你还在这个岗位,你就时时刻刻要做到敬业。否则会由于你的失职造成病人不可挽回的损失,甚至付出生命的代价。诚信就是要实事求是,以病人为中心,对疾病的诊断与治疗要实事求是地认真对待。当然,也可能遇到某些"疑难杂症"或者当前还不能治疗的疾病(如癌症晚期),也要本着诚信的原则向病人家属讲清楚、说明白,征求他们的意见,获得他们的理解与支持。友善就是医务工作者要把病人当亲人,时时刻刻为病人着想,工作中更要认真热情。

第二章　医生是职业,治病救人是天职

一、一个医生的培养教育与成长是艰苦与终身的

暂且不讨论国外如何培养医生,就我国当前对医生的培养而言,要付出很高的成本。医生自己的努力与付出也很多,所以人们要十分珍惜医生及其辛勤的工作,并且尽最大可能支持与协助医生的工作。

1. 国家培养一个医生是十分不容易的

(1) 医生的培养教育过程是艰辛的。

先是入学考试,录取进入高等医学院校是不容易的,进入学校后的第一课是学习"医学生誓言"(见图 2-1):

健康所系,性命相托。

当我步入神圣医学学府的时刻,谨庄严宣誓:

我志愿献身医学,热爱祖国,忠于人民,恪守医德,尊师守纪,刻苦钻研,孜孜不倦,精益求精,全面发展。

我决心竭尽全力除人类之病痛,助健康之完美,维护医术的圣洁和荣誉,救死扶伤,不辞艰辛,执着追求,为祖国医药卫生事业的发展和人类身心健康奋斗终生。

因此,进入医学院校的学生第一感受是"以身相许""与医学结伴终身"。

从学制来说,普通大学为四年制,医学院校基本是五年制,也有六年制——增加一年外语,近来发展到七年制——本硕连读,更有八年制——本硕博连读。

医学专业的功课多、门类多、知识点多。笔者当年入学时就被告知要读完"三十六门课"才能毕业,如解剖学、生理学、病理学、组织胚胎学、药理学等的相关知识点都要"硬背"。又如人体有多少块骨头、各在什么部位、叫什么名字、有什么作用等,当然还有肌肉、血管、神经等知识点都是要熟记在心的。否则,别说当个好医生,就是毕业也不容易。因此,医学生比其他专业的学生要更加刻苦,力争做一个"六有医学生"。图 2-2 是一块悬挂在同济医学院学生宿舍大门处的大型宣传牌。

(2) 见习医生亲身体验病人的感受是必要的。

一般情况下,医学生四年级下学期可以在老师(医生)带领下去医院看病人,此时称为见习医生,顾名思义只能看病人、问病情,不能动手或书写病历等。见习医生还要求体验病人检查某些项目时的感受。笔者当见习医生时,除了同学之间

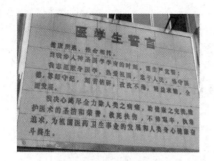

图 2-1 医学生誓言

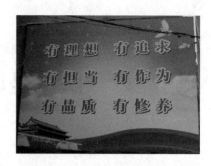

图 2-2 宣传牌

相互打针外，还要做"插胃管"之类的检查。20世纪70年代的胃管是较粗的橡胶制品，长约50 cm，直径0.5～0.8 cm，要从鼻孔插入食道进入胃。代课老师对我们说，作为医生要体贴病人，在自己身上先做一下此类检查是有好处的。他还说，有的医生在做此类检查时，一个劲对病人说"快吞、快吞"，一点也不体贴病人。要你们自己体验"插胃管"就知道会有各种反应，如呃逆、呛咳等，并不是病人不配合，而是医生不体贴病人。只有亲自体验过"插胃管"的滋味，将来检查病人时才会顺利。当然，任何有刺激或损伤的检查都要事前给病人如实讲清楚检查的关键点，力争病人最大限度的配合，才能顺利地完成检查工作，得出正确的结果。

2. 实习医生的酸甜苦辣咸

医学生大学的最后一年就是毕业实习年。

普通大学的学生毕业实习与医学生毕业实习的区别在于医学生要在一个特殊的场所(有资质的医院)进行毕业实习。而且医学生在医院里要进行内科、外科、妇产科、小儿科等轮转实习，这就注定比其他大学学生毕业实习更加复杂、繁重，由于要接触不同的病人及不同的疾病，实习流程要严格得多。

临床实习医生的工作职责如下。

(1) 在上级医师指导下，负责管理分管病床(一般5～10张床)的医疗工作。要经常深入了解病人的病情变化，并根据病情变化及时向上级医师报告，争取尽快处理。

(2) 每日应提前20分钟进入病房，检查自己所管床位的病人，了解患者夜间病情变化及已做的处理，做好查房前的各项准备工作及完成换药任务。随上级医师查房时，应主动向上级医师扼要报告病史、体检和各种化验结果，提出诊断和处理意见，听取上级医师对病情的分析和处理要求。随时回答上级医师提出的各种问题。当然也可以向上级医师学习相关知识。

(3) 下午下班前与上级医师一起查房，报告和了解病人一天的病情变化、医嘱执行情况。对新入院病人、重危及病情可能发生严重变化的病人，做重点交班，并填写交班记录。

(4) 接收新病人后，在上级医师指导下及时询问病史，进行体检，根据病情开有关化验单及检查申请单，提出诊断和治疗意见，协助上级医师处理诊疗工作。

(5) 对急症、垂危病人应随时观察病情变化。病人病情突变,应及时向上级医师汇报请示,同时应进行适当的初步抢救工作。

(6) 所管病人要请其他科会诊时,应陪同会诊医师诊视病人;病人赴其他科检查或治疗时,亦应陪同病人前往。

(7) 遵守和执行保护性医疗制度,遇到患者及其家属对诊断、治疗或预后有所询问时,应按照上级医师意见解答,对预后不良或其他严重并发症等不得自行向患者或家属透露。

(8) 在完成医疗工作的同时,要配合护理人员做好护理和治疗工作。

(9) 在接收新病人后,一般应在次日查房前写好完整病历。对夜间入院病人的完整病历经上级医师同意后可在 24 小时内完成。

(10) 进入新科室病房实习时,必须及时做好接班记录。尽快熟悉自己分管的病人情况,两天内写好接班记录。对再次入院或转科病人,应熟悉以往病历,根据入院经过和检查结果,分别写出再次入院或转科记录;急诊入院病人会诊后确定转科时,应及时完成主要病史、体检及常规化验,做好会诊讨论记录。经上级医师审阅后才准转入他科。

(11) 实习医生交班前,将所管病人病情演变的重要病史、体征、化验结果、治疗结果和目前存在的问题,以及处理意见等写成交班记录,并向接班医生做口头交代。

(12) 对自己经管的病人,须按要求书写病程记录(包括病情观察、诊疗分析、查房、病例讨论和术前小结等内容),手术后负责协助填写好手术记录。

(13) 实习医生没有处方权,不能独自开处方,所以涉及用药等治疗措施时,要请示上级医师,若上级医师授权实习医生开处方,那么实习医生写好处方后除自己签名外一定要上级医师签名。这是权利更是责任之所在。

(14) 实习医生实习期满后,要有各科室的鉴定更要有医院的鉴定,才能算完成了实习医生的任务。

3. 住院医生是最辛苦的基本医疗力量

住院医生,顾名思义是要以医院为家,以病人为中心的医生。

住院医生的规范培训是医学生毕业后再教育的重要组成部分,对于培训临床高层次医生,提高医疗质量极为重要。

4. 主治医生是诊治病人的中坚力量

本书所称"主治医生"与媒体报道中所用的"主治医生"不同。本书中的"主治医生"是医生的级别,是从住院医生工作多年后经过考试或考查合格后晋升的医疗技术职称。医院医生的职称一般分为初级(住院医生)、中级(主治医生)、高级(副主任医生与主任医生),称之为医疗系统的职称系列。主治医师岗位职责任职要求:

(1) 在科主任领导和正副主任医师指导下,负责本科一定范围的医疗、教学、科研、预防工作。

(2) 按时查房,具体参加和指导住院医生进行诊断、治疗及特殊诊疗操作。

（3）掌握病人的病情变化，病人发生病危、死亡、医疗事故或其他重要问题时，应及时处理，并向科主任汇报。

（4）参加值班、门诊、会诊、出诊工作。

（5）主持病房的临床病例讨论及会诊，检查、修改下级医师书写的医疗文件，决定病人出院，审签出（转）院病历。

（6）认真执行各项规章制度和技术操作常规的医学教育，经常检查本科室的医疗护理素质，严防差错事故。协助护士长做好病房管理。

（7）组织本组医生学习与运用国内外先进医学科学技术，开展新技术、新疗法，进行科研工作，做好资料积累，及时总结经验。

（8）担任临床教学，指导进修、实习医生的工作；参加政治与业务学习及学术交流活动。

（9）对社会突发事件，如地震等灾害中受害者积极参与抢救。

5. 副主任医生既是高级职称也属于专家学者

副主任医生已经是医疗系统的高级职称，因此，副主任医生也称为"专家"，在门诊部常列为"专家门诊"向社会服务。那么，副主任医师有哪些职责呢？

（1）在科主任领导下，负责指导并具体参与全科医疗、预防、教学和科研工作。

（2）定期查房并亲自参加指导急、重、疑难病例的抢救处理与特殊疑难病例和死亡病例的讨论、会诊。

（3）指导本科主治医生和住院医生做好各项医疗工作，有计划地开展基本功训练。

（4）定期参加病房查房及门诊工作，安排并审签手术和特殊检查。

（5）运用国内外先进经验指导临床实践，不断开展新技术，提高医疗质量，总结经验，撰写学术论文。

（6）严格执行并督促下级医生认真贯彻执行各项规章制度和医疗操作规程。

（7）根据需要与医院安排定期或不定期参加基层医疗单位的指导、培训及病人处置工作。

（8）担任教学及对进修、实习人员的培训；开展新疗法，不断总结经验提高医疗效果。积极开展科学研究。有条件时可以参加"远程医疗"的诊治工作。

（9）努力应对社会突发事件，如重大传染病的流行调研与防治，又如地震等灾害中受伤者的抢救。

（10）完成医院或科室所交给的相关工作与任务，并向上级报告结果。

6. 主任医生是医疗职称宝塔的顶点

主任医师是医疗系统技术职称的最高级别，俗称"宝塔上的明珠"，通过严格考试合格后才能晋升到主任医生。称职越高，责任也越大。主任医生的工作职责：

（1）在科主任（一般情况下科主任都是主任医生兼任）领导下，在医疗技术、教学、科研、预防工作上，对本科各岗位医生进行全面的技术指导、业务考核和理论的提高,是本学科的学术带头人。

（2）制定本专业学科组的工作计划、科研课题设计,参加科研及论文撰写,按期总结汇报;向科主任及院领导提出有关学科发展、专业设置、人员培训等意见与建议。

（3）参加专家门诊、普通门诊及院内、外会诊工作,应用医学基础理论知识及国内外先进技术,解决临床实际问题,提高医疗质量。

（4）按时查房,对新入院患者及时提出诊治意见。参加和指导急、危、重、疑难、特殊患者诊断、治疗和决定重大抢救方案。主持疑难病例会诊、术前病例、死亡病例的讨论。

（5）指导和培养下级医生做好各项医疗、教学、科研和预防等工作。有计划地开展基本功训练。

（6）担任一定的教学任务。指导副主任医生、主治医生、住院医生、进修医生完成临床医疗任务和科研课题。积极参加相关的学术研究和学术会议,既要走出去,也要请进来进行学术交流,达到共同发展的目的。

（7）督促检查下级医生认真执行各项规章制度和技术操作规程,严防发生医疗差错和事故。

（8）协助科主任进行思想教育和精神文明、医德医风建设。完成科主任下达的各项医疗数量和质量指标。

（9）有条件时可以参加"远程医疗"的诊治工作。

（10）完成医院或科室所交给的相关工作与任务,并向上级报告结果。

综上所述,国家培养一个医生是多么的不容易,因此,全社会都要尊重医生的劳动成果。医生自己在成长与前进的过程中也要付出很多的努力与代价,才能成为一名优秀的医务工作者。

二、医生这个职业的本质是治病救人

救死扶伤的本意是抢救生命垂危的人,照顾受伤的人。当然,时代不同了,虽然局部战争还时有发生,但世界总的趋势是向往和平,世界人民也都爱好和平。和平时期,疾病对人类的侵袭也是无时无刻不在发生,既有急性传染病,又有各种寄生虫引起的疾病,如疟原虫引起的疟疾等。当前更多见的是非传染性疾病,如高血压、糖尿病及癌症等。它们严重威胁着人类的健康与生命安全。所以当代医务工作者的主要职责是治病救人。

医以德为本,救死扶伤是医生的天职。治病救人更是当代医务工作者的神圣职责之所在。广大医务工作人员都要坚持为人民健康服务的宗旨,发扬敬业奉献的精神。尤其是在发生地震和洪涝等重大自然灾害时,要奔赴防病救灾第一线,救死扶伤,艰苦奋战,表现出大无畏的精神和高尚的情操,减轻灾区人民的生命财产损失,保证大灾之后无大疫。

与此同时,心理治疗也是十分重要的。有了强大的心理力量,可以战胜某些身体的病症及疾病所带来的痛苦与伤残。

1. 医生是为生命服务的职业

社会上称"医者仁心",是对医生这个职业的褒奖与严格要求。要求医生都要有颗仁爱之心,并且要一视同仁地对待每一个病人及每一种疾病,尽最大努力诊治好病人的疾病与伤痛。

作为医生,不论在大医院或是小医院,也不论在城市或是在农村,只要有病人的地方就是你的战场与工作室。因此,当你在飞驰的列车上或在公园散步,遇到突发病人时,你都要义不容辞地挺身而出,尽最大努力"救死扶伤""治病救人",为他人的生命保驾护航。请看一位女医生飞奔7节车厢抢救病人的事例。

《武汉晚报》2017年8月26日报道:

昨天,武汉开往广州的高铁上,一名仅7个月大刚刚做完心脏手术的女婴,哭闹中将经鼻孔插入的胃管扯掉。情况危急之时,同在高铁上的武汉大学人民医院女医生迅速赶到,帮助孩子脱离险境。

25日早上,武汉大学人民医院重症医学科刘娇副教授正坐G1001高铁到广州开会。10点半左右,列车经过湖南衡阳时,广播中突然传来焦急的寻医声:一名刚做完心脏手术的7个月大女婴有危险,急需医务人员救治。

刘娇听到求助后,从自己所在的2号车厢一路飞奔到9号车厢。她赶到时,一群人正围着哭闹不止的孩子束手无策。刘娇一边安抚孩子,一边向孩子妈妈询问病史。孩子妈妈哭着告诉她,女儿患有先天性心脏病,24日刚刚在武汉做完手术出院。鼻子里还插着胃管,准备带她回广东佛山的家。出院时医生再三跟我们说,要保护好胃管。没想到,宝宝哭闹时突然自己把胃管扯出来了。

刘娇仔细观察发现,胃管已经脱离了原来所在的位置,万幸的是并没有完全抽出。她从高铁的医疗急救包里取出手套、剪刀等简单器具,小心翼翼地尝试着将胃管复原。女婴很快安静下来,刘娇叮嘱妈妈给孩子的双手套上袜子,以免将胃管再次抓脱。在一旁守了10分钟,确认孩子安全后,她给家长留下了自己的电话才返回2号车厢。

2. 医生是卫生工作方针的忠实执行者

推进健康中国建设,要坚持走中国特色卫生与健康发展道路。走好这条路,就要坚持正确的卫生与健康工作方针。

在2016年8月19日至20日召开的全国卫生与健康大会上,习近平总书记指出:要坚持正确的卫生与健康工作方针,以基层为重点,以改革创新为动力,预防为主,中西医并重,将健康融入所有政策,人民共建共享。

三、笔者从医的座右铭与你分享

白衣天使的职责是怀着无比兴奋的心情迎来新生命;以极端负责的精神捍卫宝贵的生命;也怀着无比沉重的心情送别老生命,在新陈代谢规律中永远忠于职守才是好医生。

第三章　护士是职业，白衣天使不是神

一、护士的职业素养

职业素养是人类在社会活动中需要遵守的行为规范。个体行为的总和构成了自身的职业素养，职业素养是内涵，个体行为是外在表象。

1. 合格护士的必备条件

护理学科的发展，新的护理模式日渐完善，护士不仅是医生的助手，更是发现疾病隐患、陪伴患者走向健康、减轻痛苦不可或缺的人。现代护理学对护士的要求越来越高，不仅要掌握患者常规护理、专科护理，更要了解伦理、人文、心理、社会等多方面知识。

2. 有一颗善良的心十分重要

护士必须拥有良好的心理素养，有一颗善良的心。人以善为本，体以健为本，作为一名优秀的护士如果没有一颗善良、仁爱、体贴的心，那就在护理生涯中缺失了最优秀的品质。我们最常用的一句话：我愿用我的爱心、耐心、细心来换取患者的舒心、放心、称心和康复的信心。具有一颗善良的心是临床护理工作者的主体，是为患者提供优质护理服务的前提条件。

3. 稳定的情绪

护士要积极乐观、性格开朗，有良好的生活态度及精神面貌，遇到挫折不气馁，受到打击不言败，受到表扬不骄傲，还要有稳定的情绪。在工作中虚心向大家学习，取他人之长，补己之短，愿意和大家共同交流，为科室乃至医院贡献自己的一分力量。不抱怨、不气馁、积极阳光面对生活是护士职业生涯中开始的一步也是最重要的一步，不把生活中不愉快的情绪带到工作中来，作为一名护士，面对的是一群有疾病、有痛苦的患者，如果自己整天闷闷不乐，还怎么把快乐带给自己的服务对象呢？因此，不能合理管理自己的情绪是工作之大忌。

4. 良好的职业规划

护士专业活动占据了一天中大部分的时间，从业人员应以良好的职业规划和职业心态对待工作，根据自己的爱好、特长选择专业，才能有更好的职业活动和表现，护理专业要求从业人员能认同和爱好护理专业，有职业荣誉感，了解职业角色要求，有稳定的职业心态，有基本的、发自内心的关心和爱护职业对象的能力。

5. 敏锐的观察力和感知能力

作为一名护士,光有良好的心理素质肯定是不够的,还要拥有扎实的操作技能和理论知识,这就是常说的专业素质,要掌握常见病种的体征、症状、护理要点。对患者的细微变化要做到早发现、早报告、早干预、早治疗。时时刻刻关注患者的病情变化,为患者制订具有个性化的护理计划,利用已掌握的心理学知识为患者提供更好的康复措施。

6. 扎实的理论知识

作为一名临床护理工作者,扎实的理论知识是开启护患沟通的一把金钥匙,护理人员必须不断学习,严格掌握所在专业的各种必备的理论知识,这样才能为患者提供更好的治疗服务。

7. 与时俱进的学习态度

工作之外,护士还要有主动心和进取心,能不断地学习汲取知识,有志在护理专业领域不断地创新及开拓,随时以最好的专业状态服务自己的对象。遇到医学困难和问题时,能主动查阅资料或向专家请教以解决问题。同时还要了解最新的护理及医学学术信息,及时更新自己的信息库,与大家分享、讨论,并积极参加科室科研活动及学术讨论。

8. 端庄的仪表

一名优秀的护士要有良好的形象素质。时刻谨记自己就是医院的招牌,自己的一言一行都代表着所在单位的形象,努力做到不给单位抹黑。现代护理学中,新开一门课程叫"护士礼仪",关于护士的坐姿、站姿、走姿,以及说话、微笑、穿戴、发饰都有了明确的规定,可见护士形象的重要性。

9. 职业道德素养良好

职业道德是在没有任何外力束缚的条件下,不随心、随性,严格按照工作所要求的,尽全力去完成自己的任务,乃至站在患者的角度,先患者忧而忧,把患者当成自己的朋友和亲人,为患者解决疾病诊治方面所遇到的问题及困难,用心开导,以实际行动来更出色地完成自己的工作。用真善美拥抱生命,点滴付出也会创造生命奇迹!

10. 慎独精神

慎独是指一个人在独处的时候,能够谨慎行事,坚持原则,对自己的行为能一丝不苟。简单地说就是一个人在从事医疗活动时,不偷奸要滑、一丝不苟地按照规程完成各项操作。尤其在夜班,慎独修养直接关系到护理质量,也是减少护理差错的重要指导思想。

11. 与大家分享护理人员必备的十大职业素养

(1)一名合格的护理人员应该有良好的道德素养。

(2)一名合格的护理人员应该热爱本职工作,具有为人类健康服务的敬业精神。

（3）一名合格的护理人员应该具有诚实的品格,较高的道德修养及高尚的思想情操。

（4）一名合格的护理人员应该关心病人疾苦,想病人所想,急病人所急。对病人有高度的责任心、同情心和爱心。

（5）一名合格的护理人员应该具有较强的护理技能,能应用护理程序的工作方法解决病人存在或潜在的健康问题。

（6）一名合格的护理人员应该具有一定的文化修养,能胜任护理工作,并勇于钻研业务技术,保持高水平的护理。

（7）一名合格的护理人员应该注意文明礼貌,用语规范,态度和蔼,服装整洁,仪表大方。

（8）一名合格的护理人员应该与同行及其他人保持良好的合作关系,相互尊重,友爱,团结,协作。

（9）一名合格的护理人员应该具有健康的心理,稳定的情绪,包容豁达的胸怀,健壮的体格。工作作风严谨细微、主动、果断、敏捷、实事求是。

（10）一名合格的护理人员应该是社会主义核心价值观的忠实践行者。

二、护士的工作内容

随着护理学的不断精细化,将护理工作划分越来越细,不同的护士在不同的岗位分工自然也不一样,护士主要根据其文化程度、职称、专业等在不同的岗位上发光发热。

根据工作职责,护士大致分为:病房护士、门诊护士、手术室护士、供应室护士、助产护士等。

按职称分为:护士、护师、主管护师、副主任护师、主任护师。

1. 病房护士的工作内容

病房护士主要分为主班护士、责任护士、配药护士等,主班护士主要工作内容是打印医嘱,与配药护士共同核对医嘱,保证用药、治疗的正确执行。责任护士收到医嘱后准确、无误地执行医嘱。

责任护士早晨到岗后,首先按医院要求对病房进行清理,桌面摆放整齐,床上无杂物,必要时更换床上用品,对生活不能自理的患者进行口腔护理及床上温水擦浴更换衣物,然后进行全科"交班晨会",此后进行床边交接班。

配药护士将输液配置完毕后与责任护士共同核对无误,方可为患者进行输液,输液时患者必须佩戴手腕带,核对患者姓名、性别、床号、年龄、住院号、药品名称等无误后为患者输液。然后与主班护士核对当日新开医嘱并严格执行。

2. 门诊护士的工作内容

门诊每天人流量非常大，所以不同的护士工作内容也不一样，门诊护士一般七点半到岗，协助门诊医生完成各项医嘱，为患者进行各项治疗和护理，如换药、打针、输液、测量生命体征等。严格按照门诊的各项规章制度和操作规程执行各项医嘱，严防护理差错的发生。同时还要观察患者的病情变化，发现异常及时通知医生并进行必要的处理。门诊护士还要保证自己所负责的区域干净、整齐；所用器械和药品的基数正确，在有效期以内；做好交接班。门诊护士要求应变能力、沟通能力强。

3. 手术室护士的工作内容

手术室护士到岗后要为患者准备相应的消毒包；巡回护士到病房与病房护士进行术前交接，了解患者既往史、过敏史、手术部位有无标记、血型、禁食情况、心理状态、术中所需物品准备情况等，无误后将患者接入手术室，核对各项信息无误后为患者建立静脉通道，等待麻醉师为患者进行麻醉。

麻醉完毕后根据手术方式和医生一起为患者摆放体位，安置过程应动作轻柔，避免患者受伤。洗手护士、巡回护士、手术第二助手三人一起清点术中各种用物数量是否正确。手术开始，协助手术医生穿手术衣，正确连接各种管道，手术医生为患者进行手术期间，护士需集中精力核对患者所用的各种器械、纱布等物品，确保术中无物品遗留在患者体内。

巡回护士则根据术中情况及时添加各种需要的物品和器械，密切观察患者各引流管是否通畅，生命体征是否平稳，术中有无违反无菌原则并及时进行纠正。术中执行各项口头医嘱时，做好三查五对，并通知麻醉师做好记录，术中不能随意交谈患者病情，手术开始后不能随意离开手术间。

三、国内护士的就业环境

1. 国内需求量展望

截至 2016 年底，我国注册护士总数已达到 350.7 万，但每千人口注册护士数仅为 2.5 人。也就是说，每 5 个护士要为两千个人服务，这相比同类别的其他国家，可以说我国护士严重短缺。

2. 优点分析

（1）护士就业广。

中国现在大大小小的医院上万所，护士的就业范围还是很广泛的，随着学历的提高，就业率也越来越高，就业范围主要是卫生机构、医院、医药公司、康复机构、卫生行政部门、美容机构、科研教学机构等。随着护理专业国际化，很多国外医院也看中了中国的人力资源，比如新加坡、美国、德国、日本等国家，每年都大量招聘护理人员，经过注册护士考试，经过当地医院培训，合格上岗，薪资待遇还是非常不错的。

（2）工作稳定。

护士在众人看来他们的工作是非常稳定的,临床工作中,学好理论知识,掌握好各项操作技术,热爱自己的职业,就有一份不错的薪水收入。

（3）受人尊敬。

护士是白衣天使,在工作和生活中,他们向大部分人提及自己的职业时,人人都会称赞这是一份好工作,救死扶伤,让人心里油然而生敬佩之情。

（4）深造后更容易实现自我价值。

现在临床上,高技能、高学历人才大量空缺,同时参加工作以后也可以选择进修或成为一名专科护士。如果深造以后不想在临床工作,也可以调入管理岗位或者教学岗位。

（5）护士更容易转型。

护士工作认真、仔细,在外界人士看来是优点,所以当护士想要转型时,也比其他行业的人员更加容易,也更容易成功。

四、护士是医护患三位一体中的重要角色

护士的责任是架起患者和医生沟通的桥梁。

医生主要职责是完成患者疾病诊断、决定与执行治疗计划、促进患者早日康复。

患者要配合医生及护士完成各项治疗,建立康复信心。

由此可见,医护之间相互尊重、加强沟通,建立良好的医护患关系,这既使患者获得利益最大化,也是当代医学事业凝聚和发展的精神动力。

五、护士服与护士帽

在医院里,大家经常会看到护士戴的护士帽不一样,这是因为职称和职位不一样,护士所戴的帽子就会不一样。

1. 护士帽与护士服的来历

在护理还没有演变成一门职业与学科前,护士的工作主要由修女担任,那时修女就有统一的服装,并戴有面纱,现在的护士帽则是由此演变而来。

真正护士服的来源应该是起始于兰丁格尔时代,由兰丁格尔首创,以"清洁、整齐并利于清洗"为原则,样式虽然不统一,但风格都大同小异。美国很多护士学校的服装各具特点,并要求注册且不可仿制,那时就有相关规定护士不得穿护士服外出逛街或离开医院等。护士服在那时开始在各个护士学校风靡起来。在医院,女护士需要佩戴护士帽,而男护士只需要佩戴一般圆帽或者不戴帽子。

在我国,20世纪初才开始出现护士服与护士帽,中国人比较忌讳白色,所以在

颜色上起初产生了很大的分歧，于是，女护士服统一用粉色，发梢系一根红绳，男护士服统一蓝色长衫，可不戴护士帽。后来，相关部门规定护士必须统一着装，白色服装及白色护士帽为标准装束。原因有三点：一是白色不耐脏，稍微脏了就能看出来，可以体现医院的干净程度；二是医院各种病毒细菌多，一般医院都定期给医护人员工作服清洗消毒，消毒剂会使衣服脱色，如果是其他颜色时间久了就会褪色，导致服装不再好看；三是白色比较柔和。但随着医疗技术的进步，消毒等工作的日趋完善，白色制服更多的是象征意义，在医院凝重的氛围下，素净的白衣难免会让患者感到紧张和恐惧。

2. 现代护士服多姿多彩

随着优质护理服务的展开，医疗技术飞速发展的今天，护士服和护士帽出现更多的样式，手术室佩戴圆形纯棉帽子，不仅可以将头发全部包裹起来，而且更加透气和美观，同时更符合手术室无菌环境的要求。儿科、产科护士穿粉色护士服及戴粉色护士帽，让产妇和小孩在身心上更加愉悦，减轻心理压力。病房里怀孕护士也有不同颜色的服装，同事、患者看见了，也会对怀孕护士给予更多的理解和关心。供应室护士穿深绿色短衣及裤子，更耐脏和容易清洗。护士穿上代表不同含义的多彩护士装，能够提高他们的职业认同感，同时体现了医疗机构对患者的尊重。医疗机构根据患者的心理需求，采用多种颜色的护士新装，只要款式、颜色不是过于标新立异给人不好的联想，把白衣天使变成彩衣天使，让患者在住院的时候能够改善心情，在心理上积极配合治疗，是社会进步的体现，值得提倡和推广。

3. 护士帽的作用

护士帽起初的设计是大而圆的，可以包住整个头，主要作用是清洁，期间经历了上百年的演变，后来才开始逐渐演变成今天的燕尾帽。现在的护士帽主要是护士这一神圣职业的象征。同时患者也可以将女医生和女护士区别开来，在患者需要寻求帮助的时候一眼望去便可以看见醒目的护士帽，这样也可以为患者提供更方便的服务。

4. 护士帽的意义

因为护士帽两翼如飞燕，像天使的翅膀，所以护士帽又叫燕尾帽，护士帽是洁白的，衬托了护士的崇高使命，只有拿到护士资格证的护士才能佩戴护士帽，才能拥有对患者实行治疗的权利。

护士帽对于护士更多是一种责任的象征，当你从一名护生成为一名护士的时候，会由年资高的护士或护士长进行授帽仪式。同时还要进行神圣的宣誓，所以护士帽更是一种责任与担当的标志，它时刻提醒着医务人员必须以爱为旗帜，爱人如己，时刻将患者的利益放在第一位，将真诚和爱心奉献给每一位患者，并为此付出毕生的精力。

六、对患者的心理护理是十分重要的

心理护理是指在对患者的护理过程中,运用心理学原理和方法,针对患者当前的和潜在的心理问题,改善患者的心理状态和行为,使之有利于疾病治疗与康复的过程。也就是按照护理工作程序对病人的心理反应进行有计划的、系统的护理,是综合的、动态的、具有决策及反馈功能的过程。

心理护理已经发展成为一门独立的新兴学科。主要研究临床护理中的心理学问题,如针对病人由于疾病所引起的紧张、焦虑、悲观、抑郁等消极情绪。运用心理学的支持疗法等,调动病人的主观能动性,使其树立战胜疾病的信心,主动配合医护人员的诊治工作,进而积极与疾病作斗争。

随着现代医学模式从单一的"生物医学"模式向"生物——→心理——→社会"医学模式的转变,人们逐渐认识到传统的护理工作已不能满足病人对于疾病诊治与身心健康的要求。

值得重视的是由于预防保健观念的演变,心理护理的概念早就发生了深刻的转变与深化。其对象已不仅仅限于身体患有疾病的人,即使是正常个体,也可以时常运用心理护理的原理和方法,进行有效的心理保健,保持与促进自身的心理健康。

七、南丁格尔誓言

南丁格尔誓言:

余谨以至诚,
于上帝及会众面前宣誓:
终身纯洁,忠贞职守。
勿为有损之事,
勿取服或故用有害之药。
尽力提高护理之标准,
慎守病人家务及秘密。
竭诚协助医生之诊治,
务谋病者之福利。
谨誓!

(李雪)

第四章 患者是生病者,应得到合理治疗、尊重与呵护

一、健康←→亚健康←→疾病是人身体素质状况常见的"三态"

1. 从水的"三态"谈起

自然界的水是极其丰富的,俗话说"上善若水"是对水的褒奖,因为水在不同的条件下以水、水蒸气、冰的形式存在。因此,"三态"常用于指水存在的这三种状态,即液态、气态与固态。

2. 人身体素质状况的"三态"概说

医学科学家研究人体健康状况后也提出了人身体素质状况会出现"三态":健康←→亚健康←→疾病,而且这三种状态会相互之间发生转化。当然,人身体素质状况的三态变化不会像水那样明显受气候变化与温度变化的影响。人身体素质状况的三态变化是受多种因素影响的结果,其变化过程也是渐进的、缓慢的,还是可逆的。

健康←→亚健康←→疾病三种状态的变化在一般情况下有一个从量变到质变相对缓慢的过程。这就是俗话说的"冰冻三尺,非一日之寒"。

当然,也会有特殊情况,在某些难以预见或难以控制与承受的强大外因作用下,人体也会从健康状况突然转变成疾病状况。

二、病人是医生与护士的服务对象也是战友

"以病人为中心"应贯彻在医疗全过程中。

病人是人群中的特殊群体,即身患某种疾病或多种疾病的人,也可以说是弱势群体,既是家人的重点爱护对象,更是医生与护士的服务对象。

在许多现代化医院里工作的医务工作者,他们每天都要接触到许多病人,许多医生及护士在自己的职业生涯中只习惯于"治病",而忽略了"治病人"。

近年来,许多医院的智慧管理者也认识到"治病"与"治病人"之间的区别,所以在许多医院里提出了"以病人为中心"的服务理念。这应该说是一大进步,是一种"有温度""暖人心"的服务理念,应大力提倡与弘扬。

正由于国家对医疗卫生工作的重视,不断加强对医务工作者的职业与思想教

育,当前很多医疗机构的从业人员素质都有所提高。最简单的表现是门诊室内分诊台与显示屏上出现的不单纯是"XX 号",而是病人的名字。在病房的床头牌上出现的不再是"XX 床 XX 病",而是在小巧的电子屏上显示出"姓名、性别、年龄"。这种细微的变化处处体现出了尊重病人,保护病人隐私,是以人为本的体现。

举一个小小的例子,就能说明现代化医院以人为本的理念与做法。过去,病人病床的栏杆上挂着写有病人相关资料的"牌子",上面写着病人患有××疾病等隐私内容。现在改为给每个病人一个特制的手环,如图 4-1 所示。上面标有病人的相关资料与特殊的二维码,既保护了病人的隐私也有利于医护人员管理工作,尤其是护士执行"医嘱"时用扫描仪对病人手环上的二维码进行扫描及核对,做到既准确又简单易行,真是一举多得。

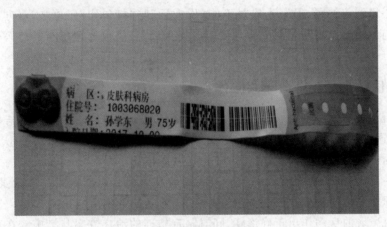

图 4-1　特制的手环

三、对病人家属的心情要理解与包容

患者在疾病治疗期间是需要家属陪护的,尤其是重病人及危重病人,时刻都要有直系亲属配合医生的治疗工作。

现代化医疗机构是实行法治化管理的,医生的许多医疗工作与诊疗措施基本上都要征求患者本人及家属的意见,部分治疗措施(如手术治疗)还要患者及家属签字确认后,医生才能实施治疗措施。对此,有少数家属在医生"约谈"后,不愿意在相关的"医疗文件"上签字,甚至认为医生是在把"风险与责任"转嫁给家属及患者,实际上这是误解。

以对胃癌进行手术治疗为例,术前医生团队要进行认真研究与讨论,制定切实可行的手术方案与尽可能采取的手段,达到顺利完成手术与治愈的目的。那么术前与家属进行"术前约谈"并签署相关"医疗文件"是必须要做的工作之一。其一,医生将此项治疗方法所做的准备工作及治疗预案向家属进行沟通;其二,把患者及家属纳入这次"战斗"中,希望他们成为战胜疾病的战友;其三,客观分析相关的困难与特殊情况的发生,以及可能采取的抢救措施;其四,术中可能发现一些当前尚未发现的问题;其五,术后的注意事项及家属的配合等。因此,家属实际上也是与疾病作斗争的战友,应与医生、护士们共同战斗,哪怕是"推小车者"也是不可缺少的力量。所以,患者及家属应该把医生"术前约谈"认为是医护患三方进行的一次重要的"战前协调会",也可以认为是一次"战前动员会",这样医护患就能齐心协力共同与疾病作斗争,直到取得胜利——战胜疾病!

当然,医生更要理解家属的心情,当患者或家属提出这样或那样的问题时,要静心倾听、耐心解答,尽最大努力解除患者及家属的疑虑与思想包袱,使他们做到"轻装上阵",即使家属提出过高的要求,甚至是不合理的要求,也要理解与包容,可以耐心说明与解释,但医生绝对不能"说大话"与"打包票"。总之,双方都要做到友善与诚实。患者与家属的合理要求应得到满足,但也要理解与支持医生的诊治工作。

四、医护患是一个命运共同体

在治疗疾病的过程中,患者看来处于被动状态,是被治疗者。医生与护士是治疗者,这当然是客观存在的三者关系。若仔细地分析研究一下,从整个与疾病作战斗的过程来看,医护患三者是一个命运共同体。

其一,医护患三者的目标一致——共同战胜疾病。虽然疾病在患者身上,但医生的职业是治疗疾病,使之尽快恢复健康,可以正常生活与正常工作。医生的任务是对患者的疾病作出正确诊断,同时制定精准的治疗方案与措施。在某些情况下,还要尽职尽责地执行治疗方案与措施,如对某些疾病进行手术治疗时,医生就是手术者。

其二,护士在与疾病作斗争中与医生是同一个战场上的战友,只有分工的区别,共同的目标——战胜疾病,促进患者早日康复。他们准确而严格地执行着自己的任务,在患者与医生之间起到桥梁作用,还要给患者做心理护理或疏导工作,使患者安心治疗、顺应治疗。

其三,有哲学家说过,打败自己的不是别人也不是疾病,而是自己。这是一句极富哲理的话,在治疗中,患者会积极参与与疾病的战斗中,与医生及护士并肩战斗。

综上所述,医护患的关系是紧密相连的战友关系,都在为保护生命与维护生命健康共同努力奋斗,因此医护患三者是一个密不可分的命运共同体。

五、患者与家属对不良医德者有监督与帮助的权利与义务

医务工作者绝大多数都具有良好的专业技能与优良的行医品德,整个医疗卫

生队伍是党培养教育下成长起来的为人民服务的专业队伍。在少数医务工作者中还是存在这样与那样的名利思想与不良行为。往往表现在医疗行为中，有的医生可能服务态度不好，甚至态度恶劣；有的工作人员可能"见利忘义"而收受"医药回扣"，更有甚者收取病人"红包"等。

对于上述医生的不良行为，患者与家属应是最直接的受害者，所以患者与家属对不良医德者有监督与帮助的权利与义务。

其一，可以善意的向此类不良医德者当面指出，进行帮助与监督，应该说大多数工作人员是欢迎患者与家属的善意批评帮助的。在医院里还设有"意见箱"，就是欢迎患者及家属对医务工作者进行监督。

其二，可以向有关领导及部门反映情况。

其三，政府的卫生行政部门对辖区内医院及医疗卫生机构具有执法权。各级地方政府卫生行政执法机构，都有权利处理相关事件。

其四，若产生了严重的"医疗事故"，患者及家属与医院达不成解决协议，向有关部门反映情况又得不到满意解决，还可以通过法律途径来维权。

当然，患者与家属也要理性对待医生的工作及言行，医生也是人，他们长年累月战斗在为病人诊断与治疗疾病的第一线，尤其当前大医院人满为患，医生要完成其规定的工作任务，有的医生连上厕所都挤不出时间，因此，患者及家属也要理解与支持医生的工作。

再者，医生在诊治过程中，医生对自己所做出的每一个决定，不论是诊断或治疗措施都是要负责任的。并且各项医疗行为记录在案（如病历），因此，医生也是十分认真与谨慎行事的。患者与家属也要积极配合，不能对医生的医疗行为做毫无根据的评议或指责。

（孙玉琴）

第五章　疾病,医护患共同的敌人

疾病的形成是一个非常复杂的过程,许多情况下,从健康到疾病是一个由量变到质变的过程。

一、健康与疾病状态

健康是人的基本权利,是人生最宝贵的财富之一;健康是高生活质量的基础;健康是人类自我觉醒的重要方面;健康是生命存在的最佳状态。谈疾病就不得不涉及健康,健康是与疾病相对应的一个概念。

关于健康和疾病的概念:健康是指一个人在身体、精神和社会等方面都处于良好的状态。疾病是以产生症状或体征的异常生理或心理状态,是人体在致病因素的影响下,器官组织的形态、功能偏离正常标准的状态。健康可用可测量的数值来衡量,但其标准很难掌握。

在一些词典中,健康通常被简明扼要地定义为"机体处于正常运作状态,没有疾病"。"人体各器官系统发育良好、功能正常、体质健壮、精力充沛并具有良好劳动效能的状态。通常用人体测量、体格检查和各种生理指标来衡量。"这种提法要比"健康就是没有病"完善些,但仍然是把人作为生物有机体来对待。因为它虽然提出了"劳动效能"这一概念,但仍未把人当作社会人来对待。

1. 现代健康与疾病观念

健康是指一个人在身体、精神和社会等方面都处于良好的状态。传统的健康观是"无病即健康",现代人的健康观是整体健康,世界卫生组织提出"健康不仅是躯体没有疾病,还要具备心理健康、社会适应良好和有道德"。因此,现代人的健康内容包括:躯体健康、心理健康、心灵健康、社会健康、智力健康、道德健康、环境健康等。

躯体健康包括两个方面的内容:一是主要脏器无疾病,身体形态发育良好,体形均匀,人体各系统具有良好的生理功能,有较强的身体活动能力和劳动能力,这是对健康最基本的要求;二是对疾病的抵抗能力较强,能够适应环境变化。

心理健康是指一种持续的心理状态,当事者在相应的环境下能做出良好的适应状态,具有生命的活力,而且能充分发展其身心的潜能,这是一种积极的、丰富的情况,不仅是免于心理疾病而已。心理健康强调人心境的和平、愉悦,能够很好地适应生活,能够拥有和谐的人际关系,可以对自我的情绪进行调节。

2. 健康公式与健康要素

有关医学家和保健专家经过研究后,得出了一个健康公式:健康＝情绪稳定＋运动适量＋饮食合理＋科学休息。

同时也得到一个关于疾病的一般公式:疾病＝(懒惰＋嗜烟＋嗜酒)＋病原体。

影响人类健康的因素是多方面的,其中包括:遗传因素、社会因素、医疗条件、气候条件、自我保健等。

健康生活的八要素如下。

(1) 营养:生活中饮食营养要均衡,不但要吃多种谷物和粗粮,还要适量吃新鲜水果和蔬菜,注意少油、低盐,控制主食量。

(2) 锻炼:坚持安全适量的有氧和无氧运动,每天至少走路 2～3 km。

(3) 水分:每天要喝足够且清洁的水,利用冷热水来调节身体的不适。

(4) 阳光:多在户外运动,接受阳光的照射,当然要防止暴晒。

(5) 节制:节制欲望和不良嗜好,如不吸烟、不喝酒。

(6) 空气:健康生活要特别注意多出去走走,多到大自然中呼吸新鲜空气。

(7) 休息:生活中要劳逸结合,保持良好的休息习惯和有规律的睡眠。

(8) 心态:相信科学的指导,建立信心,保持人生乐观平和的心态。

3. 疾病的分类

众所周知,疾病的种类纷繁复杂,如何来认识它们是需要很多专业知识的。疾病种类很多,相关资料记载的疾病名称就有上万个,新的疾病还在发现中。人类的疾病,概略说来有下述两大类。

1) 传染性疾病

传染病是由各种病原体引起的,能在人与人、动物与动物或人与动物之间相互传播的一类疾病。通常是一种可以从一个人或其他物种,经过各种途径传染给另一个人或物种的感染性疾病。这类疾病可由直接接触已感染之个体、感染者之体液及排泄物、感染者所污染到的物体,也可以通过空气传播、水源传播、食物传播、接触传播、土壤传播、垂直传播(母婴传播)等。21 世纪,发达国家的死因分析中传染病仅占 1％以下,中国约为 5％。

2) 非传染性疾病

顾名思义,非传染性疾病就是一般不会引起直接传播的疾病。随着传染病的逐渐控制,非传染性疾病的危害相对增大。

非传染性疾病可按成因分为以下几类。

遗传病:由环境或遗传引起的受精卵形成前或形成过程中遗传物质发生改变造成的疾病。

物理化学损伤:损伤可以是急性的,如化学物质的中毒、烧伤等,其损害可以立即显示出来,病因十分清楚;也可以是慢性的,需经过多年,甚至下一代才表现出来,这时病因需经调查研究才能揭示。

异常细胞生长:这是造成死亡最多的疾病之一。细胞的不正常生长称为增生。

代谢性疾病(内分泌疾病):在体内生物化学过程发生障碍时,某些代谢物质,如脂肪、蛋白质、嘌呤、钙、铜等堆积或缺乏而引起的疾病。

二、心理健康也很重要

现代医学研究表明,人体无疾病并不等于健康。健康是整个身体、精神和社会生活的完好状态,而不仅仅是没有疾病或不虚弱。除了身体健康、心理健康和社会适应良好外,还要加上道德健康。生理健康是人体结构完整和生理功能正常,以及其他健康的基础;心理健康是以生理健康为基础的,高于生理健康。由此可见,随着生活水平的日益提高,人们对于健康的概念有了更全面的认识,也越来越关注生活质量的改善与身心的健康发展。

1. 心理健康的含义

心理健康是一个十分复杂的综合概念,它涉及医学现象、心理现象和社会现象。心理健康是指人在身体、智能以及感情上,在与他人的心理健康不相矛盾的范围内,将个人心境发展成最佳的状态。心理健康包括以下4个方面内容:

(1)心理与环境的统一性;

(2)心理与行为的整体性;

(3)道德健康;

(4)社会适应的健康。

1)心理健康的标准

美国著名的心理学家马斯洛提出了心理健康的10个标准:

(1)有充分的安全感;

(2)充分了解自己,并能对自己的能力做恰当的评估;

(3)生活目标和理想的确定切合实际;

(4)与现实环境保持接触;

(5)能保持个性的完整和谐;

(6)具有从经验中学习的能力;

(7)能保持良好的人际关系;

(8)适度的情绪控制和表达;

(9)在不违背集体利益的前提下,有限度地发展个性;

(10)在不违背道德规范的情况下,适当满足个人的基本需要。

国内学者提出的心理健康标准主要有:

(1) 智力正常;

(2) 能够正确表达和调节自己的情绪;

(3) 保持人格的完整与健康;

(4) 正确的自我观念、恰当的自我评价;

(5) 意志健全;

(6) 能够从心理上接纳自己;

(7) 行为符合公认的行为规范;

(8) 具有良好的人际关系;

(9) 能积极主动地适应新环境,调节、平衡各方面的心理冲突。

2)如何理解心理健康

纵观国内、国外的相关研究,应从以下几个方面对心理健康加以理解。

(1) 心理健康包括心理状态和心理调节能力两个关系密切的部分。

(2) 心理健康的标准是相对的,人的心理健康是一个连续的动态过程。

(3) 人们在确定心理健康标准时常常具有完善性,是指一种理想境界。

(4) 心理健康的标准很复杂,对于不同国家、不同地区、不同人群、不同时期、不同文化背景和风俗习惯、不同宗教信仰等,心理健康可能以不同的方式表现出来。

(5) 心理健康具有发展性、变化性的特点。

2. 心理健康、心理问题与心理疾病

正常心理活动具有三大功能:能保障人作为生物体顺利适应环境,健康生存发展;能保障人作为社会实体正常进行人际交往,在家庭、社会团体、机构中正常肩负责任,使人类赖以生存的社会组织正常运行;能使人类正常、正确认识客观世界的本质及其规律性,以便改造世界,创造出更适合人类生存的环境条件。

心理健康:各类心理活动正常、关系协调、内容与现实一致和人格处在相对稳定的状态。

心理不健康:由于现实的学习、工作、个人生活压力,以及婚姻、家庭、社会适应等具体事件造成的各类不良情绪与行为。

心理问题是指人们心理上出现的问题,如情绪消沉、心情不好、焦虑、恐惧、人格障碍、变态心理等,消极的与不良的心理都是心理问题。

一般心理问题(心理不良状态)是由于个人心理素质(如过于好胜、孤僻、敏感等)、生活事件(如工作压力大、晋升失败、被上司批评、婚恋挫折等)、身体不良状况(如长时间加班劳累、身体疾病)等因素引起。能自己调整:此状态者大部分通过自我调整,如休息、聊天、运动、钓鱼、旅游、娱乐等放松方式能使自己的心理状态得到改善。

严重心理问题是由相对强烈的现实因素激发，初始情绪反应剧烈、持续时间长久、内容充分泛化的心理不健康状态。此状态者大部分不能通过自我调整和非专业人员的帮助而解决根本问题。心理咨询师的指导是必需的。

障碍性心理健康问题，也称为心理障碍、心理疾病。特征：一是个体持久感受到痛苦；二是社会功能受损，表现为人际关系糟糕，容易产生对抗甚至敌对行为；三是表现出非当地文化类型的特殊行为。

个体障碍性心理问题是多种多样的，常见的有以下几种类型。

（1）焦虑性障碍：焦虑是一种不明原因的害怕，不能达到目标和不能克服障碍时表现的紧张不安，心烦意乱，忧心忡忡；经常怨天尤人，自忧自怜，毫无缘由悲叹不已；碰上一点小事，往往坐立不安；遇到一点心理压力，便会慌张不知所措，注意力难以集中，难以完成工作任务，并伴有身体不适感，如出汗、口干、心悸、嗓子有堵塞感、失眠等。

（2）抑郁性障碍：主要表现是情绪持续低落，郁郁寡欢，悲观厌世，心理功能下降，自我评价降低，不愿与人交往，呆板，总以"灰色"的心情看待一切，对什么都不感兴趣，自罪自责，内心体验多不幸、苦闷、无助、无望，总感到活着没有意思，甚至产生轻生念头。

（3）恐怖性障碍：患有恐怖性障碍的个体，所害怕的对象在一般人看来并没有什么可怕的，但仍出现强制性的回避意愿和紧张、焦虑、眩晕等心理反应。

（4）强迫性障碍：做事反复思考，犹豫不决，自知不必想的事仍反复想，不该做的事仍反复做，因而感到紧张、痛苦。

（5）疑病性障碍：主要表现为对自己健康状态过分关注，深信自己患了某种疾病，经常诉述不适，顽固地怀疑、担心自己有病，经实验室检查和医生的多次解释后仍不能接受，反复就医，甚至影响其社会功能。这种对自身健康过度担忧的心理倾向就是疑病性障碍的表现。

心理疾病是指一个人由于精神上的紧张、干扰，而使自己思维上、情感上和行为上发生了偏离社会生活规范轨道的现象。心理和行为上偏离社会生活规范程度越厉害，心理疾病也就愈严重。

三、认识与战胜传染病

人类与传染病斗争是一直延续着的，随着社会和世界的进步，疾病谱发生了变化，但是传染病一直在人类社会的活动范围内持续产生影响。传染病是由细菌、病毒等病原体感染引起的，也是具有传染性、流行性和感染后产生免疫性的一类疾病。中国目前的法定传染病有甲、乙、丙三类，共 39 种。大体分类是呼吸道传染病、消化道传染病、虫媒传染病、接触传染病、经疫水传播的传染病、经血液传播的传染病等。

人一生中最容易得的传染病主要有两类：一类是急性上呼吸道感染，俗称感冒；另一类是感染性腹泻。

1. 传染病的真面目

传染病的特点非常明显。各种传染病都有其特异的病原体，如病毒性肝炎的病原体是肝炎病毒，细菌性痢疾（菌痢）的病原体是痢疾杆菌等。传染病有流行性、季节性的特点。传染病在人群中可以个别发生，也可以表现为在短期内出现很多同类疾病的病人，后者就是传染病的流行。不少传染病的发病人数在每年的特定季节升高。

2. 病因：致病病原体

病原体指可造成人或动植物感染疾病的微生物（包括细菌、病毒、立克次氏体、真菌）、寄生虫或其他媒介。而这些病原体是人类肉眼看不见的。

每个人一生中可能受到150种以上的病原体感染，在人体免疫功能正常的条件下并不引起疾病，有些甚至对人体有益，如肠道菌群（大肠杆菌等）可以合成多种维生素。这些菌群的存在还可抑制某些致病性较强的细菌繁殖，因而这些微生物被称为正常微生物群（正常菌群）。但当机体免疫力降低，人与微生物之间的平衡关系被破坏时，正常菌群也可引起疾病，故又称它们为条件致病微生物（条件致病病原体）。机体遭病原体侵袭后是否发病，一方面固然与其自身免疫力的强弱有关，另一方面也取决于病原体致病性的强弱和侵入数量的多寡。

3. 人为什么会患传染病

人患传染病，取决于三个方面的因素，一是接触过传染源（病原微生物），二是要经过一定的传播途径，三是易感人群，三者缺一不可。

首先，人在患传染病之前，一定直接或间接接触过传染源，传染源就是传染病患者、隐性感染者、病原携带者和携带病原的动物及物品。

其次，要经过一定的传播途径，病原体从传染源排出体外，需要经过一定的途径，到达并侵入新的易感者体内。

最后是人群的易感性。为什么接触了同样的传染源，有的人被传染，有的人就传染不上呢？这是因为每个人对特定的传染源有不同的抵抗力，即有不同的易感性。对某种传染病缺乏特异性免疫力的人称为易感者，他们对该病原体具有易感性。

4. 防治传染病

传染病是自然界中的各种致病生物体，通过人类自身不科学、不文明的行为和生活习惯造成的瘟疫传播，是自然界对人类愚昧行为的惩罚。反之，人类防治传染病的同时也在不断地认识、改造自然，一刻不息地与各种瘟疫抗争。

控制传染病的有效措施如下。

措施一：隔离传染源。这是预防传染病的最有效方式。确定传染源后，需要及时采取高效的措施控制传染源,以保证传染源不会继续将病原体向易感人群播散。

措施二:切断传播途径。洗手、开窗通风、饮食卫生、生殖安全、远离毒品、做好自我保护等。

措施三:保护易感人群。接种疫苗加上增强体质。保护易感人群也是传染病预防重要组成部分,而且往往是较为容易实现的预防方法。

预防措施归纳如下。

(1) 定时开窗自然通风,可有效降低室内空气中微生物的数量,改善室内空气质量。

(2) 接种疫苗。进行计划性人工主动免疫是预防各类传染病发生的主要措施。

(3) 养成良好的卫生习惯,保持工作、生活场所卫生;饭前便后以及外出归来一定要按规定程序洗手。

(4) 加强锻炼,增强体质与免疫力。

(5) 生活有规律。劳逸结合,保证睡眠,对提高自身的抵抗力相当重要。

(6) 衣、食细节要注意。

(7) 勤晒被褥。

(8) 切莫讳疾忌医。

四、慢性病控制与预防

慢性病是一个多因素长期影响的结果。

慢性非传染性疾病包括:①心脑血管疾病;②恶性肿瘤;③代谢异常;④精神异常和精神病;⑤遗传性疾病;⑥慢性职业病;⑦慢性气管炎和肺气肿;⑧其他。

控制慢性病应列为我国一项重要的战略任务。

1. 慢性病致病因素及医学新模式

1) 多病因的观点和医学新模式

从病因学观点系统地论述影响健康的各种因素,可对预防慢性病提供指导。

现代医学认为,影响健康的主要因素如下。

(1) 环境因素:除了生物因素外,同时有物理、化学、社会、经济、文化等因素,亦即自然环境、社会环境和心理环境的因素。

(2) 生活方式:包括营养、风俗习惯、嗜好、体育锻炼、精神紧张等。

(3) 生物遗传因素。

(4) 卫生服务:社会上医疗卫生的设施和制度及其利用。

这 4 个因素相互依存、相互影响。

随着医学模式的发展,健康观念也发生了相应的改变,由消极地治疗疾病保持健康，到积极地预防疾病促进健康；健康的范围也由个体健康扩大到群体健康；健康的要求也由生理健康发展到心理健康；健康的内涵已经逐步由生物健康的领域扩展到社会健康的领域。

2）不良生活方式是慢性病最重要的致病因素

有关专家指出：发展中国家和发达国家的死亡方式将大致相同，生活方式疾病将成为世界头号杀手。

生活方式疾病是由不良生活习惯造成的，而且一种不良生活习惯对健康有着多种危害。

2. 慢性病的预防策略及措施

要加强慢性病防治工作，降低疾病负担，提高居民健康期望寿命，努力全方位、全周期保障人民健康，慢性病防治已经成为一项非常重要的个人、社会、政府工作。那么慢性病防治措施和策略应该是怎样呢？

1）疾病的三级预防

疾病，不论其病因是否确定，在不给予任何治疗和干预的情况下，从发生、发展到结局的整个过程称为疾病的自然史。可将疾病的自然史粗略地分为发病前期、发病期和发病后期三个阶段。

因而预防工作也可以根据疾病的自然史相应地分为三级，第一级预防为病因预防；第二级预防为"三早"预防，即早发现、早诊断、早治疗；第三级预防为对症治疗、防止伤残和加强康复工作。这就是疾病的三级预防。

第一级预防也称为初级预防，主要是针对致病因子（或危险因素）采取的措施，也是预防疾病的发生和消灭疾病的根本措施，其中包括自我保健和健康教育。在三级预防中，应是以第一级预防为核心。

第二级预防又称"三早"预防，它是发病期所进行的防止或减缓疾病发展的主要措施。为了保证"三早"的落实，可采取普查、筛检、定期健康检查、高危人群重点项目检查以及设立专科门诊等措施。

第三级预防主要为对症治疗，防止病情恶化，减少疾病的不良作用，防止复发转移，预防并发症和伤残；对已丧失劳动力或残废者，通过康复治疗，促进其身心方面早日康复，使其恢复劳动力，病而不残或残而不废，保存其创造精神价值和社会劳动价值的能力。

2）慢性病预防对策

控制慢性病的增长是人类跨世纪的英明战略。慢性病预防对策如下。

（1）加强领导：坚持改革，加强慢性病防治的机构建设；慢性病防治是一项巨大的社会系统工程，没有行政领导的观念更新和高度重视，没有坚强有力的组织机构，没有整个社会的积极参与，单靠卫生部门少数医务人员孤军奋战，则控制慢性病只能是一种美好的空想。

（2）综合卫生的概念:综合卫生是 WHO 针对生活方式疾病的规划,它是以这样的概念为依据的,即应共同防治由不健康生活方式的共同原因引起的疾病。这样可以更为有效和更为经济。

（3）加强慢性病病因的流行病学调查:寻找危险因素及保护因素,阐明确切病因和疾病形成模式,以明确预防什么和如何预防。

（4）改变和避免不良的生活方式和行为:建立良好的、健康的生活方式和行为,从而达到预防慢性病,增进健康的目的。不良的生活方式和行为主要包括吸烟、酗酒、不合理的膳食、钠摄入过多、钾摄入过少、精神紧张、坐着的生活方式、体力活动少等。

（5）以健康教育为主导措施,以降低危险因素为目标的干预策略:这是国内外公认的一条低投入、高效益防治慢性病的战略决策。

健康教育已成为各国实现人人享有卫生保健这个战略目标的一个重要支柱。

（6）从儿童抓起,强调对人一生连续不断的健康管理:学校教育是最理想的场所,进行效益最高,时机最佳,最有积极意义的预防。

（7）依靠城乡三级医疗预防保健网:在我国,医疗预防保健网已遍布城乡,城乡三级医疗预防保健网在防治疾病、保障人民健康上发挥了巨大作用。

（8）社区预防和高危人群预防策略:社区预防是指对全体居民的预防;高危人群预防是对危险性高的人员、家庭和集体作为特殊重点的预防。

3. 老年人如何预防和控制慢性病

1）慢性病的发生

慢性病不是特指某种疾病,而是对一类起病隐匿,病程长且病情迁延不愈,缺乏确切的传染性生物病因证据,病因复杂,且有些尚未完全被确认的疾病概括性总称。常见的慢性病主要有心脑血管疾病、癌症、糖尿病、慢性呼吸系统疾病。慢性病的危害主要是造成脑、心、肾等重要脏器的损害,易造成伤残,影响劳动能力和生活质量,且医疗费用极其昂贵,增加了社会和家庭的经济负担。

2）记住 4 个急救常识

突发疾病不用慌!家有老年人和慢性病患者更要注意,疾病突发时,除了第一时间拨打急救电话,还要掌握一些急救知识。下面列出 4 个注意事项。

一是心脏病"动不得"。

二是脑出血"颠不得"。

三是脑血栓"慢不得"。

四是哮喘"背不得"。

3）老年人应该养成健康的生活方式

（1）注意日常生活中的个人卫生:良好的个人卫生习惯是预防疾病发生的重要手段之一。

（2）保持愉悦的心情:愉悦的心情对预防老年人常见疾病的发生是非常有效的。

（3）戒烟:长期大量的吸烟可引发多种慢性病,烟龄越长,吸烟量越大,对健康的影响就越大。

（4）消除超重和肥胖:长期摄入的热量超过身体的消耗量,就会有过多的热能以脂肪的形式储存在体内,导致多种疾病发生。

五、疾病对患者及家属的影响

决定疾病对患者和其家庭影响的因素如下。

（1）疾病类型。

（2）严重程度与持续时间。

（3）患者和他人对疾病的态度。

（4）治疗费用与负担。

（5）生活方式变化。

（6）个体和家庭角色的改变。

（7）心理状态变化。

（8）社会功能影响。

1. 疾病对患者的影响是多方面的

一般可以分为身体、心理等几个方面。

（1）身体上会出现对应疾病不同的病症。

人们都知道身体的生物性疾病是由病毒或者细菌引起的,这些疾病的症状都会不同程度地影响身体的各种器官或者组织功能的实现,甚至造成直接和间接负面的影响,需要亲人的细致照料。

疼痛,一方面疾病本身会引起相应器官的疼痛,如外伤、手术等都会造成身体的疼痛;而另一些疾病会间接的因为一系列不同的反应,最终导致疼痛。疼痛是会影响患者情绪、注意力、精力等,对于生活作息也有很大的影响。

功能实现,疾病及其症状会影响身体功能实现,如走路受限、器官活动受阻,有些是由于疾病自身导致,如脊椎疾病导致瘫痪,外伤等;另一些疾病会影响器官功能,如内科的内分泌疾病、代谢疾病,导致机体供能、供氧不足,以致影响器官或者机体功能实现。

（2）心理上同样会出现一系列变化。

良好的心态对疾病的防治到底体现在哪些方面呢?

治疗的决心和信心。急性疼痛患者常兴奋不安、烦躁,渴望立即得到有效的止痛治疗。慢性疼痛患者表现为精神抑郁、淡漠,有的甚至拒绝治疗,丧失生活勇气。

压力、人格和情绪。疼痛等这些外界因素会在一定程度上影响到患者内心世界和心理活动,引起患者的心理压力。一些病史较长的患者常会出现行为怪异,表现为少言寡语、性格孤僻、易冲动暴怒、多疑等。

社会功能的实现。患者不是单独存在于社会的,他们在社会上是有一定角色的,不论是学生、老师、医生、军人,还是父母、孩子、兄弟,都需要在社会上扮演一定的角色,承担一定的社会功能。疾病导致患者心态和情绪变化,继而影响社会功能实现。

2. 疾病对家属的影响也是多方面的

社会支持是个体与社会各方面,包括家庭、亲朋、同志、组织和社团等精神上和物质上的联系,具有缓冲应激的作用,能减缓身心疾病的发生和发展。这也是患者疾病治疗和照顾的重要方面。

(1)疾病对家属身体上的影响。

体力耗费导致疲劳。部分疾病的患者完全丧失身体功能,导致照看患者的亲人需要耗费巨大的精力和体力,长时间的照看会导致身体和精力耗竭,身心出现疲劳。

(2)疾病对家属心理上的影响也非常重要。

精神压力。患者一般是家庭中的重要成员,生病必然影响家庭的整体心境,如父母生病会影响儿女的心情和工作,导致精神压力。

经济压力和道德压力。疾病的诊疗必然需要家人的陪伴和造成经济上的压力,以及部分绝症或者没有诊疗价值的疾病,家人决策时感到压力。

焦虑。一方面疾病导致家庭生活作息的变化,引起家属缺乏休息、精力耗竭,导致焦虑;另一方面,患者的情绪和焦虑会直接影响到家属的心境。

六、正确对待疾病

从古至今,患者能够康复,都得有十足的信心,还要积极配合医务工作者的合理治疗。疾病是无情的,但是我们要坦然接受,接受它给予人类的挑战,相信科学。

(1)良好的心态。

首先,患上疾病后要有一个良好的心态。患上疾病后,人的心情大多会经历这几个时期:否认期、愤怒期、抑郁期、妥协期、接受期。只有正确对待疾病,才能促进疾病的恢复,有利于自己迅速恢复健康。

(2)积极乐观,面带微笑接受疾病。

对疾病接受以后,我们应该面带微笑接受这个事实。不要悲观,因为情绪的好坏也会影响疾病的发展和恢复。没有人能够面对疾病满面春风,但悲观消极的情绪都是疾病的助推剂。学会调整自己的心态,放松心情,积极治疗非常重要。

(3)患病后目标的调整与改变。

每天都要为自己的目标而努力,患病后,我们也要为自己的健康目标而努力。有了健康的身体,才能出去赚钱,才能实现自己的梦想。没有健康,什么都是零,健康是进行一切活动和计划的基础。

(4)面对现实、积极努力。

患病后,你痛苦的时候,家人的内心也备受煎熬。这个时候,你要做的就是积极努力配合治疗。积极地面对现实,比什么都重要,为自己,也是为了他人。

(5)相信科学配合治疗。

有人会说,我都患病了,需要人照顾了,还有什么责任和义务呢? 这种说法是一种不成熟的说法。你的责任就是配合医生的治疗,不辜负家人的殷切希望,义务是配合医生和家人努力恢复健康。

(6) 及时就诊。

患病后,当然要去医院就诊,诊治的时候不应该讳疾忌医,不要对自己的病史有所隐瞒,因为这会影响医生对疾病的判断。

(夏述旭)

第六章　医院,医护患共同的战场

一、初识医院

医院一词是来自拉丁文,原意为"客人",因为一开始设立时,是供人避难,还备有休息间,使来者舒适,有招待意图。后来,才逐渐成为收容和治疗病人的专门机构。

医院是提供医疗护理服务的医疗机构。其服务对象不仅包括患者和伤员,也包括处于特定生理状态的健康人(如孕妇、产妇、新生儿),以及完全健康的人(如来医院进行体格检查或口腔清洁的人)。

日常生活中大家不免会接触到各种各样且大小不一的医院,但他们有一些共同的特点。

(1)医院的条件。

医院应具有的基本条件如下。

医院应有正式的病房和一定数量的病床设施。以实施住院诊疗为主,一般设有相应的门诊部。

应有基本的医疗设备,设立药剂、检验、放射、手术及消毒供应等医技诊疗部门。

应有能力对住院病人提供合格与合理的诊疗、护理和基本生活服务。

应有相应的、系统的人员编配。

应有相应的工作制度与规章制度。

应有相应的医院文化。

(2)医院的工作者。

医院的工作者称为医护人员,按工种可分为临床、医技、后勤等。按类别则可分为医生、护士、技师等。按职称则可分为主任医师(护师或技师)、副主任医师(护师或技师)、主治医师(护师或技师)、医师(护师或技师)、助理医师(护师或技师)。按服务需要可分为临床心理师、职能治疗师、物理治疗师、医检师、医事放射师、呼吸治疗师、营养师或助产师等。

(3)法律规定。

国家对医疗机构管理立法一直十分重视。早在新中国成立初期,国家就颁布了《医院诊所管理暂行条例》《医院诊所组织编制原则(草案)》《关于组织联合医疗机构实施办法》《县卫生院组织通则》等医疗机构管理方面的法规。

为了进一步加强对医疗机构的管理,稳定医疗机构的正常工作秩序,保证医疗质量,保障公民健康,国务院发布了《医疗机构管理条例》,明确规定了医疗机构的规划布局、设置审批、登记执业和监督管理。

医疗机构及其工作人员,在医疗活动中必须严格遵守国家的宪法和法律,必须严格遵守医疗卫生管理法律、法规和规章,必须严格遵守有关的诊治护理规范、常规,这是医疗机构及其工作人员的义务。

行政法规有:《医疗事故处理条例》《医疗机构管理条例》《血液制品管理条例》《中华人民共和国母婴保健法实施办法》《中华人民共和国传染病防治法实施办法》《医疗纠纷预防与处理原则》等。

部门规章有:《医疗机构管理条例实施细则》《全国医院工作条例》《医院工作制度》《医院工作人员职责》《医疗机构基本标准(试行)》《诊疗科目名录》《医师资格考试暂行办法》《医师执业注册暂行办法》《传统医学师承和确有专长人员医师资格考核考试暂行办法》《关于医师执业注册中执业范围的暂行规定》《医疗机构临床用血管理办法(试行)》《中华人民共和国护士管理办法》等。

(4)医疗机构。

我国的医疗机构可以分为以下类别:

综合医院、中医医院、中西医结合医院、民族医医院、专科医院、康复医院;

妇幼保健院;

中心卫生院、乡(镇)卫生院、街道卫生院;

疗养院;

综合门诊部、专科门诊部、中医门诊部、中西医结合门诊部、民族医门诊部;

诊所、中医诊所、民族医诊所、卫生所、医务室、卫生保健所、卫生站;

村卫生室(所);

急救中心、急救站;

临床检验中心;

专科疾病防治院(所、站);

护理院(站);

经审批的其他诊疗机构。

另外,卫生防疫、国境卫生检疫、医学科研和教学等机构在本机构业务范围之外开展诊疗活动,以及美容服务机构开展的医疗美容业务,应根据法律规定,申请设置相应类别的医疗机构。

二、再识医院

经过多年的建设发展、科技进步和管理完善,现代医院功能逐步发展得更加细化,方向发展得更加广阔。现代医院分为综合医院、专科医院、教学医院、门诊部、诊所等,但是这些概念不是完全分割的,部分医院是兼具其中几个职能的。

1. 医院初步分类

（1）综合医院。

旨在处理各种疾病和损伤的医院是综合医院,它们通常包括急诊部、门诊部和住院部。综合医院通常是一个地区的主要医疗机构,有大量的病床,可以同时为许多病人提供治疗、重症监护。

（2）专科医院。

治疗特定疾病或伤害的医院是专科医院。按不同疾病或伤害,可分为儿童医院、妇科医院、男科医院、皮肤科医院、精神病院、肿瘤医院、传染病医院、肾病医院等。

（3）教学医院。

为病人提供治疗,同时结合医学生和护理学生培养教学工作的医院是教学医院。教学医院可以是综合医院,也可以是专科医院。教学医院通常是医科大学、医学院或综合性大学医学院的附属医院。

（4）诊所。

只能提供针对常见疾病门诊服务的医疗机构是诊所。诊所的规模一般都比较小。诊所也包括公立诊所(社区卫生服务中心)和民营诊所两种。

（5）军队医院。

军队医院是为军队伤病员进行门诊和住院诊疗的机构,是实施平时和战时卫生勤务的主要力量,基本任务是运用医疗护理设施和医药技术手段救治伤病员,帮助和指导部队的医疗预防工作,保障军人健康,巩固部队战斗力。这就是人们经常听说的中国人民解放军第 XX 医院。

2. 公立医院与社会资本办医

公立医院是指政府举办的纳入财政预算管理的医院。公立医院是中国医疗服务体系的主体。公立医院是体现公益性、解决基本医疗、缓解人民群众看病就医困难的主体。要加强其公益性,就要扭转过于强调医院创收的倾向,让其成为群众医治大病、重病和难病的基本医疗服务平台。

非公立医疗机构是我国医疗卫生服务体系中不可或缺的重要组成部分。改革开放以来,我国非公立医疗机构不断发展壮大。

社会资本举办发展医疗机构普遍面临准入门槛高、经营压力大、发展空间小、技术人才缺乏、监管机制不健全等困难和问题。鼓励和引导社会资本发展医疗卫生事业,形成投资主体多元化、投资方式多样化的办医体制,是深化医药卫生体制改革确定的基本原则和重要内容,有利于增加医疗卫生服务资源,扩大服务供给,满足人民群众多层次、多元化的医疗服务需求;有利于建立竞争机制,提高服务效率和质量,完善医疗服务体系,形成公立医疗机构和非公立医疗机构相互促进、共同发展的格局。

3. 医院标准与分级分等

医院标准:对符合标准的医院发给铭牌。地方医院由国家卫生部、省级卫生厅颁发;野战部队医院由中国人民解放军总后勤部颁发;武警部队医院由中国人民武装警察部队后勤部颁发。其中医院的级别有一定的标准来判断,每隔一定的时间会进行一次评审。

一级医院是直接为社区提供医疗、预防、康复、保健综合服务的基层医院,是初级卫生保健机构。

二级医院是跨几个社区提供医疗卫生服务的地区性医院,是地区性医疗预防的技术中心。其主要功能是参与指导对高危人群的监测,接受一级转诊,对一级医院进行业务技术指导,并能进行一定程度的教学和科研。

三级医院是跨地区、省、市以及向全国范围提供医疗卫生服务的医院,是具有全面医疗、教学、科研能力的医疗预防技术中心。其主要功能是提供专科(包括特殊专科)的医疗服务,解决危重疑难病症,接受二级转诊,对下级医院进行业务技术指导和培训人才;完成培养各种高级医疗专业人才的教学和承担省以上科研项目的任务;参与和指导一级、二级预防工作。

依据医院的综合水平,我国的医院可分为三级十等。

医院分等级的标准和指标,主要内容如下。

医院的规模,包括床位设置、建筑、人员配备、科室设置等方面的要求和指标。

医院的技术水平,即与医院级别相应的技术水平,在标准中按科室提出要求与指标。

医院的管理水平,包括院长的素质、人事管理、信息管理、现代管理技术、医院感染控制、资源利用、经济效益等方面的要求与指标。

医院质量,包括诊断质量、治疗质量、护理质量、工作质量、综合质量等方面的要求与指标。

三、医院是一个复杂的机构

1. 医院的服务

(1) 门诊服务。

门诊通常接诊病情较轻的病人,经过门诊医生一整套的诊断手段、辅助检查,给病人作出初步诊断,门诊医生能够对症治疗解决的即对病人进行治疗。如果门诊医生对病人病情有疑问或诊断为病情较重较急,则将病人收入住院病房,进一步检查。

按门诊就诊者的病情、需要处理的迫切程度以及健康状况,可分为一般门诊、保健门诊、急诊门诊三种。

一般门诊:就诊者自觉躯体或精神上有异常表现而来就诊,其病情允许在门诊时间里根据医生的安排进行检查和处理。

保健门诊:就诊者自觉健康,而进行预防性检查、健康咨询、疾病普查、婚前检查、预防接种、围产期保健、防癌普查、婴幼儿保健等。

急诊门诊:急诊门诊的就诊对象,都是病情紧急、危急,需要及时诊疗或迅速抢救的病人,必须分秒必争。

(2) 住院服务。

病人需要医生较长期的帮助(治疗或观察)时,病人住进医院接受治疗、检查、观察、手术等。

(3) 公共卫生服务。

顾名思义,公共卫生是关系到一国或一个地区人民健康的公共事业。公共卫生的具体内容包括对重大疾病尤其是传染病的预防、监控和医治;对食品、药品、公共环境卫生的监督管制,以及相关的卫生宣传、健康教育、免疫接种等。

基本公共卫生服务主要为三大类人群提供 12 项服务:

①建立城乡居民健康档案;

②健康教育;

③传染病及突发公共卫生事件报告和处理;

④卫生监督协管;

⑤0～6 岁儿童健康管理;

⑥孕产妇健康管理;

⑦老年人健康管理;

⑧中医药健康管理;

⑨预防接种;

⑩慢性病患者管理;

⑪重性精神疾病患者管理;

⑫结核病患者健康管理。

(4) 健康教育。

健康教育,即通过有计划、有组织、有系统的社会教育活动,使人们自觉采纳有益于健康的行为和生活方式,预防疾病,促进健康,提高生活质量,并对教育效果作出评价。健康教育的核心是教育人们树立健康意识,促使人们改变不健康的生活方式与行为,养成良好的生活方式与行为。

(5) 教学科研。

部分医院承担了教学和科研的任务,一方面针对相应的医学院和医学生进行医学相关教学和科研,同时针对医院的临床诊断、治疗,提供科研证据支持;另一方面针对医院的医护人员、支持人员进行培训,同时承担医院的科研会议、科研立项等任务。

(6) 卫生监测与检查。

部分医院有卫生监测和检查的职能。

2. 运行流程

(1) 宏观的运行管理。

医院运营需要运营管理系统,若无则医院的整体运行就会缺乏效率,增加成本和消耗,降低患者满意度。运营管理主要在两个方面发挥作用,一个是系统层面的,即设计、运行、评价和改进;一个是资源层面的,即计划、组织、实施和控制。目的是提高医院运行效率,降低成本,提高效益。

医院流程管理的目的是帮助医院管理和优化医院的业务流程,并从优化的业务流程中创造更多的效益。

(2) 微观的各部门的工作流程。

医院的所有活动都是有一定的流程指导的,对医院不熟悉的人会因为一些陌生的流程或者制度而迷茫和惊慌失措。

导医:导医是患者对医院的第一印象,其言行举止、服务态度和工作表现直接影响患者对医院的总体评价。导医具有五个职能,即迎宾、礼仪、咨询、导诊、分诊。

分诊:医生和护士可以通过医院的分诊系统有秩序地呼叫患者,使医院的医疗秩序规范化、门诊管理现代化。

挂号:领取号码按次序看病。部分医院推出自己的微信公众号,现在已经可以进行网上和电子预约挂号。

门诊:医生在医院或诊所里对病人进行诊疗,给予不住院的初步诊断和用药,或者收住院治疗的行为。

检查:一般是医生开具检查单,缴费后,患者到相应的检查科室进行检查,当然患者和家属应该搞清楚检查的注意事项,提前准备好。

缴费:医院挂号、检查、手术和住院的费用需要到相应的窗口进行缴费,在医疗科室一般不能进行缴费操作,因此患者和家属需要将缴费与诊疗分开。

取检查结果:在检查完成以后,患者和家属需要取相应的结果和报告。

取药:医生为患者看完病或者有初步诊断之后,就会为患者开具一定的处方,患者和家属可以凭处方到收费处进行缴费,最后到药房取药,有中药、住院药房、门诊药房、急诊药房等。

住院：病人住进医院接受治疗或观察。

查房：查房是医疗工作中最主要和最常用的方法之一，是保证医疗质量和培养医务人员的重要环节，各级医务人员应自觉参加，严肃对待。

手术：目的是医治或诊断疾病，如去除病变组织、修复损伤、移植器官、改善机体的功能和形态等。

出院：出院指的是在医院住院的病人结束住院，离开医院。

转院：患者在医院治疗后因为病情稳定或者该医院无法继续治疗，医生会开具转院单，或者有患者主动提出，患者从一家医院转到另外一家医院继续治疗。

四、医院的工作制度

医院是一个非常完整又极其复杂的机构，其连续性运转和高效发挥职能需要完善的制度进行保障和规范。医院质量的提高依赖于管理体制的完善。医院的核心管理制度，是执行程序的保障措施，促进医院管理的规范化、科学化。

医院核心制度是确保医院医疗护理质量，规范诊疗行为，杜绝医疗事故发生的重点规范制度，也是医务人员正常医疗活动中必须遵守的工作规则，主要内容包括以下几点。

(1) 首诊负责制度，患者来看病，首诊要负责。

(2) 三级查房制度，病情有危重，上级一起看。

(3) 会诊制度，病情很复杂，多科来会诊。

(4) 疑难病例讨论制度，是疑难病例，大家来讨论。

(5) 危重患者抢救制度，出现急危重，快快来抢救。

(6) 手术分级管理制度，手术有风险，主刀很关键。

(7) 术前讨论制度，手术怎么做，方案要讨论。

(8) 新技术和新项目准入制度。

(9) 临床用血审核制度，临床要用血，审核不能缺。

(10) 抗菌药物分级管理制度，不滥用抗生素，规范要牢记。

(11) 查对制度，护士来打针，三查七对严格执行。

(12) 手术安全核查制度，送到手术室，三方来核查。

(13) 分级护理制度，术后回病房，特级护理上。

(14) 危急值报告制度。

(15) 死亡病例讨论制度，生命难挽回，病例要讨论。

(16) 值班和交接班制度，下班把家归，情况要交接。

(17) 病历管理制度，病历规范写，完成要归档。

(18) 信息安全管理制度，信息与安全，红线不能碰。

五、如何选择合适的医院

选好医院是看病的第一步,而选好医院不在于医院级别,也不在于规模,而是这家医院真正适合患者的自身条件。

1. 选择医院的原则

(1) 合适原则。

小病进社区医院:大多数疾病都是常见病和多发病,基本都能在全科医生那里得到诊断和治疗。社区医院与大医院之间的绿色转诊通道,也为患者在向上转诊的过程中,免去自行挂号、找床位等麻烦。

大病进大医院:大医院的专家在疾病诊治上具有专业性强以及丰富的临床经验,对重大疾病的治疗提供更多技术保障。所以在患有重大疾病时,大医院是首选,其中有资质的三甲医院是更优选择。

不急不重的情况,选择有特色、口碑好的医院:随着社会资本进入医疗行业,越来越多的高质量私营医院、诊所也是不错的选择。相比公立医院,一些私营医院能提供更好的服务,使得患者有更好的就医体验。

(2) 可靠原则。

咨询医生和相关行业内的朋友:医生是最懂医疗环境的人群之一,如果身边有医生朋友,向他们请教有关医院的资质和服务能力,无疑是最好不过的选择。

2. 选择医院的技巧

可以从以下几个方面综合选择医院。

(1) 看医院性质。

一般来说,医学院校的附属医院实力雄厚一些。由于有医学院校做后盾,良好的师承,加上医生多要承担讲课、带实习医生的任务,知识更新较快,对一些疑难杂病的医治经验相对丰富。

(2) 看医院品牌。

一家好的医院,总会给当地患者留下好的印象,也就是口碑较好。去就诊之前,不妨上网搜索一番,或多打听一下,尤其是同行的评价,初步了解一下这家医院的情况。

(3) 综合医院和专科医院。

相对于综合医院来说,专科医院的科室设置较单纯,对某一方面疾病的研究也较透彻,比如肿瘤医院和妇产医院。

(夏述旭)

第七章　中医与西医

世界各国人民都有光辉的发展史,人类的繁衍昌盛都离不开医药卫生工作者的保驾护航,可以说自从人类诞生之日起就要与各种疾病作斗争。

中华文明 5000 余年,有文字记载 3000 余年,其中宝贵的医学文献数不胜数,如《神农本草经》《黄帝内经》《千金要方》《本草纲目》等。

由于我国地大物博,民族众多,各民族又有自己的传统医药,如藏医藏药等,各具特色,都是祖国医药宝库中的瑰宝。

西方医学传入我国仅百余年历史,但由于西医的专长及先进性,很快被国人接受并且迅速发展壮大。

以农村为重点,预防为主,中西医并重,依靠科技与教育,动员全社会参与,为人民健康服务,为社会主义现代化建设服务。在我国实行"中西医并重"的方针,走中医与西医相结合的道路。

一、中医学的主要诊疗方法

1. 中医学的病因分析

病因就是引起人体发生疾病的原因,又称为致病因素。

中医学认为疾病的发生,是致病因素作用于人体之后,使正常的生理活动遭到了破坏,导致脏腑、经络、阴阳、气血功能的失调或紊乱。

疾病的发生与发展,关系到机体的正、邪两个方面:正即正气,是指人体的正常功能活动,表现为适应自然环境变化的调节机能和对致病因素的防御能力;邪又称为邪气,是泛指一切致病因素。

疾病的发生,不单纯是由于外因,主要是由于内因。内因与外因是密切相关的,是互为因果的。在一般情况下,外因致病往往决定于内因,换句话说,外因只有通过内因的作用才能发生疾病。

另外,正气的盛衰不仅是发病的关键,而且在生病之后的发展变化和转归预后中,始终起着决定性的作用。

中医学认为致病的因素是多方面的,如气候的异常、情志的改变和饮食劳倦所伤等,都能在一定条件下使人发病。

不同的致病因素,各有其不同的性质和特点,因而也就产生了各种不同的临床表现。中医认识病因的方法,主要是根据患者在致病因素作用后所出现的临床表现,也就是说从许多复杂的症状和体征中,加以分析归纳,推求其致病的原因。这种"倒果求因"的方法,习惯上称为"审证求因"或"辨证求因"。

2. 中医的诊断方法

中医的诊断方法是在长期的医疗实践中总结出来的,是调查了解病情的方法。它主要包括望、闻、问、切四个方法,简称四诊。

望诊:医生运用视觉观察病人全身和局部的情况,以便发现患者身体的异常变化。

闻诊:医生用听觉与嗅觉了解病人的声音和闻其所发出气味的变化。

问诊:医生根据望诊与闻诊后再仔细询问病人(或家属)与发病相关的情况,进一步了解疾病发生和发展经过,现在症状及其他与疾病有关的情况。

切诊:医生用自己的手指在病人的相关部位(一般在腕部的桡动脉处),按压病人动脉,根据搏动的强弱与快慢等变化来了解病人的病情及体质变化,并且通过触按病人肌肤、脘腹、四肢,以诊察病情。

望、闻、问、切各有其独特作用,但又是相互联系、相互补充、相互参合、不可分割的。临床运用时,必须有机地结合起来,也就是四诊合参,综合分析,才能全面而系统地了解病情,作出正确的诊断。

二、中医学对病情分析归纳的逻辑思维

1. 阴阳学说

阴阳学说,是我国古代的一种哲学思想,它是研究宇宙间一切事物变化和发展规律的一种方法。

阴阳学说贯穿在中医学理论的各个方面,用它来解释人体的生理、病理现象,以及分析、归纳疾病的本质与类型,从而作为指导预防、诊断和治疗的依据。

阴阳学说具有朴素的唯物主义内容和辩证法因素。阴阳,是对自然界相互关联事物和现象相互对立统一的概括。它既可以代表两个相互对立的事物,也可以代表同一事物内部所存在的相互对立的两个方面。

阴阳学说认为,世界是物质性的整体,世界本身是阴阳二者对立统一的结果。

阴阳代表着事物相互对立又相互统一的两个方面,但不局限于某一特定事物,一般来说,凡是活动的、外在的、上升的、温热的、明亮的、功能的、机能亢进的,都属于阳。安静的、内在的、下降的、寒冷的、晦暗的、物质的、机能衰退的,都属于阴。这就是阴阳的属性。

在中医学中,应用阴阳的属性,将人体的部位、组织结构和生理活动等方面,分成阴阳两大类,如背为阳,腹为阴;六腑为阳,五脏为阴;热证为阳、寒证为阴等。

然而,具体事物的阴阳属性并不是绝对的,而是相对的。其相对性有两方面

内容：一是在一定条件下，阴阳可以相互转化，阴可以转化为阳，阳也可以转化为阴；二是在阴阳之中，可以再分阴阳，就是说阴中含有阳，阳中也有阴。

总之，阴阳学说认为：阴阳相互对立、相互依存、相互消长、相互转化、相互平衡。

阴阳学说在中医学中的应用：阴阳学说贯穿在中医学术理论体系的各个方面，用来说明人体的组织结构、生理功能、疾病的发生发展规律，并指导临床的诊断和治疗。

2. 五行学说

五行学说认为，宇宙间的一切事物，都由木、火、土、金、水五种物质的运动与变化所构成。古代劳动人民在长期的生活和生产实践中，认识到木、火、土、金、水五种物质是人们生活中不可缺少的东西。

五行学说用于医学领域，仅借以说明人体生理、病理及其与外界环境的相互关系等，从而指导着中医临床的诊断与治疗。

五行学说在中医学中的应用：用事物属性的五行分类方法和生克乘侮的变化规律，具体解释人体生理、病理现象，并指导临床诊断与治疗。

总之，"五行"具有相生、相克、相乘、相侮的关系与变化。

3. 脏腑学说

脏腑学说是中医学理论基础之一，也称为藏象理论。

藏是指藏于内，就是内脏，腑也是内脏。象是征象或形象。脏腑虽然都存在于体内，但其生理、病理变化，都有征象表现于体外。

藏包括五脏、六腑和奇恒之腑，所以又称为脏腑。五脏包括心、肝、脾、肺、肾。六腑是胆、小肠、胃、大肠、膀胱、三焦。奇恒之腑指脑、骨、髓、脉、胆、女子胞。

五脏主要生理功能是生化和贮藏精、气、血、津液。

六腑主要生理功能是受纳、腐熟水谷和传化、排泄糟粕。

至于奇恒之腑，"奇"作异字解，"恒"是常的意思，奇恒之腑是说这六个器官组织，虽名为腑，但其功能有异于一般的腑。由此可以看出，中医学里的脏腑，如心、肝、脾、肺、肾等，它不单纯是一个解剖学的概念，更重要的是生理、病理学方面的概念。因此，它们虽与西医学的某些脏器同名，但生理、病理方面的含意却决然不能等同。

因此，脏腑学说的主要内容包括两个部分：一是阐述各脏腑和组织器官的生理、病理及其相互关系；二是阐述精、气、血、津液的生理、病理及其与脏腑的关系。这也是中医学诊断与治疗的理论基础。

4. 经络学说

经络学说是研究人体经络系统的生理功能、病理变化及其与脏腑相互关系的学说，是中医学理论体系的重要组成部分。长期以来，它一直在中医临床实践中起着重要的指导作用。

经络的概念:经络是人体内经脉和络脉的总称。"经"有路径的意义,经脉是经络中直行的干线,多循行于深部。"络"有网络的意义,络脉为经络中横行的分支,犹如网络一样遍布周身,无处不至,分布部位较浅。

经络是运行全身气血,联络全身脏腑肢节,沟通上下、内外,调节体内各部分的通路。

经络的组成:经络是由经脉和络脉组成的,其中经脉分为正经和奇经两大类,为经络的主要部分。正经有十二条,即手足三阴经和手足三阳经,合称十二经脉。奇经有八条,即督、任、冲、带、阴跷、阳跷、阴维、阳维,合称奇经八脉。络脉有别络、浮络、孙络之分。别络较大,共有十五条,其十二经脉与任、督二脉各有一支别脉,再加上脾之大络,合为十五别络。别络有别走邻经之意,可以加强表里阴阳两经的联系与调节。络脉浮行于浅表部位的称为浮络。络脉最细小的分支称为孙络。此外,还有十二经别、十二经筋、十二皮经。

经络的作用:经络是人体组织结构的重要组成部分。经络学的理论对于说明人体的生理、病理,以及指导临床的诊断和治疗,都具有重要意义。

总之,人的生命活动,不能离开气血,而气血之行,不能离开经络。经络在生理状态下,有运行气血联系周身的功能;在病理状态下,病邪亦可循经络出入而反映各种病变。

在诊断时,根据经络循行部位,可以察知体表病变及与内脏的关系。因此,经络学说长期以来指导着中医的临床实践。然而对于经络实质的认识,至今仍不够完善,尚须广大医务工作者及科研人员进一步探索与研究,以便获得更大成果,贡献于人类的健康事业。

三、中医学的治疗原则

治疗原则是治疗疾病的总法则,中医学的治疗原则内容极其丰富,其中包含着朴素的辩证法思想,在临床上起着重要的指导作用。

1. 治病求本

治病求本,就是说治病必须抓住疾病的本质,针对疾病的本质进行治疗。

中医学认为,临床中某一种现象可以由不同本质的疾病产生,而同一本质的疾病又可以产生若干不同的现象。这种针对疾病的原因和病变本质所进行的治疗,就是治病求本。

2. 正治与反治

正治法是指疾病的临床表现和它的本质相一致的治法,采用的药物和方法与疾病的证象是相反的,又称为"逆治法"。例如,寒证用热药、热证用寒药、实证用攻法、虚证用补法。正治法是临床上最常用的一种治疗方法。

反治法是指疾病的临床表现和它的本质不相一致的治法,采用的药物与方法与疾病的证象是相顺从的,又称"从治法"。从治法的应用上讲,有热因热用、寒因寒用、塞因塞用、通因通用。

3. 标本缓急

标指疾病反应的现象;本指疾病的本质。标与本是相互对立的方面。标本的含义是多方面的。从邪正方面来分,正气为本,邪气为标。从疾病来分,病因为本,症状为标。从病的新旧或发病的先后来分,旧病为本,新病为标;先病为本,后病为标。从病变的部位来分,内脏为本,体表为标。

在实际应用时,标本所指应随其具体情况而定。在复杂多变的病证中,常有标本主次的不同,因此在治疗上有"急则治其标,缓则治其本",以及"标本兼治"等区别及灵活应用。

4. 扶正祛邪

任何疾病发生发展的过程都是正气与邪气双方斗争的过程,因此对疾病的治疗不外乎是改变正邪双方力量对比,使正气得复、邪气得驱。所以,治疗疾病也就离不开扶正与祛邪这一根本原则。

扶正就是使用扶助正气的药物或其他疗法,以增强体质、提高抗病能力,达到战胜疾病、恢复健康的目的。

祛邪就是使用药物及其他疗法,以祛除病邪,达到邪去正复的目的。

在运用扶正祛邪治疗原则时,要认真细致地观察邪正消长和盛衰情况。

扶正祛邪应用的一般规律:扶正法适用于单纯的正虚而无外邪者;先扶正后祛邪法适用于正虚而邪不甚者;先祛邪后扶正法适用于邪盛而正虚者。总之,以"扶正不留邪,祛邪不伤正"为总的原则。

5. 同病异治与异病同治

同病异治,就是同一疾病,由于病因、病机以及发展阶段不同,而采用不同的治疗方法。

异病同治,就是不同的疾病,在发展过程中出现同一性质的证候,采用相同的治疗方法。

6. 因时、因地、因人制宜

疾病的发生发展是由多方面的因素决定的,时令气候、地理环境、情志、饮食等条件对病变都有一定的影响,尤其因人体体质的不同而对疾病影响更大。因此,对疾病进行治疗时要根据天气、地区,以及人体的体质、年龄不同而制定适宜的治疗方法。

因时制宜:根据不同季节的气候特点选用不同的药物。

因地制宜:根据不同地区的地理环境来考虑治疗原则。

因人制宜:根据病人年龄、体质、性别、生活习惯等不同特点,来考虑治疗用药的原则。

以上因时、因地、因人制宜用药原则其三者是密切相关而不可分割的。因时、因地制宜,是说治疗时不但要看到人的整体,还要看到人与自然环境不可分割的关系。因人制宜,就是说治疗时不应孤立地只看病证,还要看到人的整体和不同人的特性,只有这样,才能有效地把病治愈。

四、中医学的治疗方法

中医学的治疗方法是其治疗原则的应用,但治法与治疗原则之间是有区别的。治疗原则是指导治法的,而治法是从属于一定治疗原则的应用。

治法包括治疗大法与具体治疗方法两个方面。治疗大法也称为基本治法,它概括了许多具体治法中共性的东西,在临床上具有较普遍的指导意义。常用的治疗大法有汗、吐、下、和、温、清、消、补等八法。

1. 汗法

汗法也称为解表法,是通过开泄腠理、调和营卫、发汗祛邪,以解除表邪的治法。

本法主要适用于一切外感疾病病邪在表。

汗法的临床应用,根据外感疾病的寒热性质不同,分为辛热发汗与辛凉发汗两类。

发汗应以汗出邪去为度,不可发汗太过,以防耗散津液,损伤正气。

2. 吐法

吐法也称为催吐法,是利用药物涌吐的性能,引导病邪或有毒物质,使之从口吐出的一种治疗大法。

吐法多用于病情急迫而严重,必须迅速吐出积滞的实证。但邪有寒热之分,又有邪实正虚之别,故吐法临床应用中具有寒吐、热吐、缓吐等法。

吐法是一种急救的方法,用之得当,收效迅速,用之不当,易伤正气,故需慎用。

3. 下法

下法也称为泻下法,是运用具有泻下作用的方药,通过泻下大便,攻逐体内结滞和积水,并解除实热蕴结的一种治疗方法。

根据病情有缓急,性质有寒热,并有积滞、积水、瘀血等区别,所以下法的具体应用又有寒下、温下、润下、逐水、攻瘀等。

下法易伤人体正气,用时必须根据病情和患者体质,掌握适当剂量,以邪去为度,不可过量和久用。

4. 和法

和法也称为和解法,是运用具有和解及疏泄作用的方剂,以达到祛除病邪,调整机体,扶助正气的一种治疗大法。本法应用的范围很广。

根据病邪的所在部位,脏腑功能失调的不同,和法在具体应用时,有和解少阳、舒肝和胃、调和肝脾、调和肠胃等疗法。

5. 温法

温法也称为温里法,又称为祛寒法,是运用温热性质的方药,以祛除寒邪和补益阳气的一种治疗大法。本法适用于里寒证,治疗寒性机体与血气虚弱者,多与补虚法同用。温法在临床应用时,根据邪侵及脏腑,阴寒内盛的实寒证,也适用于阳气虚弱,寒从内生的虚寒证,但多与补虚法同用。

温肺化饮、温肾利水、温胃理气、温经通痹等治法,都属于温法的范围。

6. 清法

清法也称为清热法,是运用性质寒凉的方药,通过泻火、解毒、凉血等作用,以清除热邪的一种治疗大法。本法适用于里实热证,也可用于治疗半表半里的热证或虚热证。

清热法所用方药多系寒凉之性,常能损伤脾胃阳气,一般不宜久用。

7. 消法

消法也称为消导法,是运用消食导滞的方药,以消除积滞的一种治疗大法。

根据消法的作用不同,常有消食导滞、消痞化积、行气消瘀等法。消食导滞,适用于食滞不化;消痞化积,适用于体内痰湿,气血相结,形成痞块癥瘕等证;行气消瘀,适用于气结血瘀的病证。

8. 补法

补法也称为补益法,是运用具有补养作用的方药,以消除虚弱证候的一种治疗大法。

补法一般分补气、补血、补阴、补阳四大类。

五、中医中药的优越性与局限性

中医学是博大精深的,对中华民族的繁衍昌盛与社会发展作出了巨大贡献,是载入了中华民族优秀文化史册的瑰宝。后人应该更好地继承与发扬光大。

任何事物都是一分为二的,作为炎黄子孙的现代科学工作者在继承优良传统的基础上也应注意到中医中药的某些局限性与不足之处。

中医中药的优越性主要有以下几点。

(1) 调动医患两者的积极性,十分注重正确处理医务人员与伤病员的关系。

(2) 从整体观出发,正确处理疾病局部和全身关系。

(3) 治疗重视内因,正确处理正与邪的关系。

(4) 治病抓主要矛盾,正确处理现象和本质的关系。

(5) 正确处理治疗中的原则性和灵活性关系。

中医中药的局限性主要有以下几点。

(1) 中医学在临床应用中缺少精准定量指标。

(2) 中医学缺乏统一的能广泛应用的标准化内容。

(3) 中医学病案积累中缺乏严格的统计分析。

(4) 中医学中流派较多,对其发展也是有影响的。

(5) 中药应用方面存在不足之处。

六、医学发展史

医学经历了传统医学、实验医学和现代系统医学发展时期,欧洲传统医学与实验生物学的结合诞生了西医学,中国传统医学和西医学的融合正在形成系统医学的模式。

1. 古代医学

医学是人类在长期与疾病作斗争的实践中产生和发展形成的。在它漫长的发展过程中,大致经历了原始医学、古代经验医学、近代实验医学和现代医学的过程。

古代医学持续时间很长,大体可以分为以下几个部分。

1) 古代东方医学

古代东方是人类文化的摇篮,主要指埃及、巴比伦、印度和中国。这些国家比其他国家较早地从原始社会过渡到奴隶制社会。奴隶制社会生产力的发展使劳动进一步的分工,出现了职业医生。在奴隶制度下,医学只是奴隶主的一种工具,公元前十八世纪,经由巴比伦王汉谟拉比制订的《法典》规定:奴隶因医生手术而死亡或致残者,须赔偿奴隶主全部或一半的奴隶身价;如果残疾或死亡的是自由民,则将医生的两手砍断作为处罚。这充分反映了当时的社会关系。由于古代生产力低下,缺乏科学知识,人们尚不能认识疾病的真正原因,人类社会出现原始宗教观念以后,则把疾病现象归之为鬼神作祟。这一时期的医学宗教色彩甚浓,宗教与非宗教的经验医学混杂。中国《山海经》中记载的"巫彭""巫阳"等都是神医。

古巴比伦和埃及有两种医生,一种为僧侣,治病方法是咒文、祈祷;另一种是有实际经验的医生,由平民担任。

古代东方医学也逐渐积累了许多有价值的治病经验。据可靠资料记载,大约在公元4世纪,印度就能做断肢、眼科及剖腹产等手术。埃及很早就使用催吐下泄、利尿、发汗等治疗法,并已知灌肠法,后者实际上起了治疗、清肠或排出肠内腐败物的作用。中国早在公元前5世纪就出现了名医扁鹊,最早用望、闻、问、切四法来诊断疾病。《内经》是中国最早的医学典籍。秦汉时期,临床治疗学有了新的发展,出现了药物学《神农本草经》。

特别是张仲景的临床治疗学名著《伤寒杂病论》,指导中医临床两千年之久。

在东汉末年,外科方面杰出人物华佗,创造了药物全身麻醉法,可施行腹部手术。两晋南北朝时期五叔和的《脉经》,为脉诊奠定了基础。里商说的《针灸甲乙经》,在针灸发展史上起了承前启后的作用。隋唐五代时期,名医巢元方撰写了《诸病源候论》,开创了病因病理学说革新的倾向,为不朽之作。药物学方面,公元659年撰成了世界上第一部药典《新修本草》。唐代伟大医学家孙思邈选编的《千金方》,吸取了古今中外医学成就,起到了继往开来的作用,他的著作为妇科、儿科奠定了基础。明朝伟大医药学家李时珍编写的《本草纲目》,对药物学、生物学作出了伟大贡献。

2) 古希腊的医学

公元前7世纪至公元前6世纪,希腊从原始氏族社会进入奴隶制社会,希腊人吸收埃及、巴比伦的文化长处,加上自己的创造,在文化和科学等方面都有较高的成就。希腊医学是后来罗马以及全欧洲医学发展的基础。直到现在欧洲人所用的医学符号:手杖和蛇,即源出希腊医神阿斯克勒庇俄斯。许多古希腊的医学词汇沿用至今。

公元前5世纪,恩培多克勒提出一切物体都由火、空气(风)、水和土(地)组成,这四种元素以不同的数量比例混合起来,成为各种性质的物体,这与中国的五行学说相类似。

希腊医学的代表人物为希波克拉底。以他为名的著作《希波克拉底文集》是现在研究希腊医学最重要的典籍之一。

希波克拉底学派将四元素论发展成为"四体液病理学说"。他们认为机体的生命决定于四种体液:血、黏液、黄胆汁和黑胆汁,四种元素的各种不同配合是这四种液体的基础,每一种液体又与一定的气质相适应,每一个人的气质决定于他体内占优势的那种液体。如热是血的基础,来自心,如果血占优势,则属于多血质。四体液平衡,则身体健康;失调,则多病。

希波克拉底学派倾向于从统一的整体来认识机体的生理过程。希波克拉底学派还注意外界因素对疾病的影响,有比较明确的预防思想。他们教导年轻的医生,进入一个没到过的城市时,要研究该城市的气候、土壤、水以及居民的生活方式等,作为一名医生,只有预先研究城市中的生活条件,才能做好城市中的医疗工作。

《希波克拉底文集》中很多地方都谈论到医学道德问题,著名的有《希波克拉底誓言》,后来欧洲人学医后,都要按这个誓言宣誓。

3) 古罗马的医学

罗马是一个中央集权的大帝国,国家的组织首先表现在有常备的军队。为了保持军队的战斗力,罗马帝国已有军医机构;为防止流行病,罗马帝国设有"医务总督"的职位,作为政府行政机关的官员。

罗马在公共卫生方面也有较高的水平,利用奴隶劳动修建了城市的水道、下水道和浴场。在著名的"十二铜表法"中,还禁止在市内埋葬,并指出要注意饮水卫生等。

公元前2世纪,罗马人占领了原来的希腊地区——巴尔干半岛南部,很多希腊医生来到罗马,如罗马著名的医生加伦,原籍就是希腊,他对希波克拉底的著作很有研究。

加伦的观点里混有"目的论"观点,即认为自然界中的一切都是有目的的,人的构造也是由于造物者的目的而设。他说:左心壁比右心壁厚,也比右心壁重,是为了控制心脏的垂直位置;动脉壁是致密的,是为了更好地保持动脉壁内的微小气体散出。这种天定命运的学说,被后世遵为教条,阻碍了科学发展。在治疗方面他重视药物治疗。他证明草药中含有应该利用的有效成分,也含有应该放弃的有害成分。他有自己专用的药房,大量利用植物药配制丸剂、散剂、硬膏剂、浸剂、煎剂、酊剂、洗剂等各种剂型的制剂,储备待用。

4)中世纪欧洲的医学

公元前395年罗马帝国分裂。西罗马帝国于5世纪分裂成好几个蛮族王国。东罗马帝国却以拜占庭的名称保存下来。拜占庭文化是希腊文化、罗马文化的继承者。当时,有了医学校、医院和药房。拜占庭的医学家,多是医学百科全书的编纂者。

中世纪的欧洲处在经济、文化衰落时期,教皇和国王互相争夺统治权,天主教几乎掌握全欧洲三分之一的土地,教会成了最大的封建主,寺院很兴盛。在文化、思想方面,欧洲中世纪的医学也由僧侣掌握,只有他们懂得拉丁语,保存了一些古代传下来的医药知识,他们为病人看病,也替病人祈祷,成了所谓"寺院医学"。

11世纪十字军东征,城市发展,也刺激了科学知识的发展,11世纪至13世纪,欧洲许多城市建立了大学,其中也有医学院。

在中世纪,学医主要学习希波克拉底、加伦和阿维森纳的著作,死记权威著作上的教条而轻视实践,故步自封,医学上的进步很小。

5)阿拉伯医学

阿拉伯继承了古希腊和罗马的文化,又吸收了印度和中国的文化。因此,它起到沟通欧亚各民族文化的作用。阿拉伯在天文、数学、化学、农业、建筑、医学各方面都有很大的成就。

阿拉伯医学指使用阿拉伯语言区域的传统医学。阿拉伯在化学、药物学等方面有很高的成就。当时的化学即所谓炼金术。炼金术的目的有两个:一为变贱金属为贵金属;二为炼制长生不老之药。

炼金术的目的虽然荒诞无稽,但无数次的试验,建立了一些化学的基本原则,发现了许多对人类有用的物质和医疗上有用的化合物,还设计并改进了很多实验操作方法,如蒸馏、升华、结晶、过滤等。

阿维森纳是中世纪伟大的医生,也是著名的百科全书编纂家和思想家。他最著名的医学著作是《医典》,曾多次译成拉丁文,在很长一段时间内《医典》是研读医学的必读指南书。在治疗方面,阿维森纳很重视药物治疗。他不但采用了希腊、印度的药物,还收载了中国产的药物。他还采用泥疗、水疗、日光疗法和空气疗法。

2. 近代医学

西方近代医学是指文艺复兴以后逐渐兴起的医学,一般包括 16 世纪、17 世纪、18 世纪和 19 世纪的欧洲医学。

1) 16 世纪的欧洲医学

封建社会后期,手工业和商业发展,手工工厂出现,生产力的增长也促进对新市场的寻找。

由于资本主义的兴起,首先在意大利形成了资产阶级的知识分子。他们的特点是敢于向教会思想挑战,反对宗教迷信的束缚。他们的口号为:我是人,人的一切我应该了解。以此来反对神学的统治。他们一方面传播新文化,一方面竭力钻研和模仿古希腊的文化,此时期称为文艺复兴时期。

(1) 医学革命。

文艺复兴运动中,怀疑教条、反对权威之风兴起。于是,医界也产生了一场以帕拉切尔苏斯为代表的医学革命。

中世纪的医学院中,主要讲阿维森纳的《医典》,以及加伦和希波克拉底的著作。教师照本宣科,一切墨守成规,毫无生气。文艺复兴的狂潮,很快就波及医学领域。帕拉切尔苏斯指出人体的生命过程是化学过程。他在巴塞尔大学任教时主张用流行的德语写书和讲演,使医学易为大众接受,这是一件伟大的改革。他重视实践,反对中世纪顽固的传统和权威观念,他说:没有科学和经验,谁也不能成为医生。我的著作不是引证古代权威的著作,而是靠最大的教师——经验写成的。

(2) 人体解剖学的建立。

古代的人认为身体是灵魂寄居之处,在封建社会,各民族无例外地禁止解剖尸体。因此,人体解剖学得不到发展,这个时代的医书,如加伦所著的解剖学中,解剖图几乎全是根据动物内脏绘成的。反之,文艺复兴时期的医学领域,人们首先重视的就是研究人体的构造。

首先革新解剖学的是意大利的达·芬奇,他认为:作为现实主义的画家,有明了解剖的必要,尤其需要了解骨骼与肌肉。于是从事人体解剖。不过,他所绘制的 700 多幅解剖图,传至今日仅有 150 余幅。画得大都准确、优美。他首先对加伦的解剖学产生疑问。他曾往气管吹入空气,但无论如何用力,也不见心脏膨胀起来,于是得出结论:加伦所谓肺与心相通的学说是错误的。他还检查过心脏的构造与形态,他所画的心脏图较以往有关图画正确得多。此外,他还发现了主动脉根部瓣膜的活动及其性质,证明瓣膜的作用在于阻止血液回流。他所提到的心血管方面的问题,不久就引起了医学家们的注意。

根据直接观察来写人体解剖学教科书这一工作是由安德烈·维萨里完成的。当时的大学讲解剖时,仍是教授讲课,助手和匠人在台下操作,而且一年内最多只允许进行 4 次解剖。维萨里不满足这种状况,曾夜间到野外去盗窃尸体来进行解剖。1543 年,他将工作中积累起来的材料整理成书,公开发表。维萨里为了捍卫科学真理,遭教会迫害。但他建立的解剖学为血液循环的发现开辟了道路,成为人们铭记他的丰碑。

总之,16 世纪欧洲医学摆脱了古代权威的束缚,开始独立发展,其主要成就是人体解剖学的建立,这标志着医学新征途的开始。

2) 17 世纪的欧洲医学

17 世纪,英国推翻了专制王权,建立资产阶级的议会制度。哲学上弗朗西斯·培根提出经验主义,提倡观察实验,主张一切知识来自经验,并提倡归纳法。他的名言:知识就是力量。激励了后人的探索热情。这时期还出现了一些科学社团,它促进了交流,推动了科学进步。在 17 世纪,英国科学处于领先地位。

(1) 生理学的进步。

17 世纪,量度观念已很普及。最先在医学界使用量度手段的是圣托里奥。他制作了体温计和脉搏计。还制造了一个像小屋似的大秤,可在其中生活、睡眠、运动、进食;在排泄前后,他都称量自己的体重,如此不厌其烦地进行了 30 余年。他发现体重在不排泄时也在减轻,认为其原因是不易觉察地出汗。这可以说是最早的新陈代谢研究。

(2) 显微镜的应用。

随着实验的兴起,出现了许多科学仪器,显微镜就是 17 世纪初出现的。显微镜把人们带到一个新的认识水平。在这以后,科学家利用显微镜取得了一系列重要发现。

3) 18 世纪的欧洲医学

18 世纪欧洲各国已进入了资本主义确立时期。18 世纪,美国独立,法国发生革命,资产阶级在西欧多数国家取得政权,并且向外扩张势力,发展世界贸易。18 世纪的欧洲医学发展的主要成就如下。

(1) 病理解剖学的建立。

(2) 叩诊的发明。

(3) 临床教学的开始。

(4) 预防医学的成就。

（5）战地医疗的进步。

4) 19 世纪的欧洲医学

19 世纪,资产阶级革命和产业革命的进行,摧毁了封建势力,促进了社会发展和生产关系的变革,使生产力大大提高。这对自然科学的发展起了促进作用。19 世纪欧洲医学的主要进展有以下几个方面。

（1）细胞病理学的倡导。

（2）细菌学的建立。

（3）药理学的产生。

（4）实验生理学的兴起。

（5）诊断学的进步。

（6）外科学的进步。

（7）预防医学的发展。

3. 现代医学

近代医学经历了 16 世纪至 17 世纪的奠基,18 世纪的系统分类,19 世纪的大发展,到 20 世纪与现代科学技术紧密结合,发展为现代医学。20 世纪医学的特点是一方面向微观发展,如分子生物学;一方面又向宏观发展。在向宏观发展方面,又可分为两种:一是人们认识到人本身是一个整体;二是把人作为一个与自然环境和社会环境密切相互作用的整体来研究。20 世纪以来,基础医学方面成就最突出的是基本理论的发展,它有力地推进了临床医学和预防医学。治疗和预防疾病的有效手段在 20 世纪才开始出现。20 世纪医学发展的主要原因是自然科学的进步,各学科专业间交叉融合。

20 世纪以来医学发展的主要成就如下。

（1）内科治疗方面的进步。

（2）各种电子仪器的应用。

（3）内分泌学向分子领域发展。

（4）营养学、遗传学、免疫学及精神病学得到很大发展。

（5）分子生物学的兴起及发展。

（6）手术学科的发展。

（7）器官移植和人造器官技术的进步。

七、西医注重疾病诊断的"证据"

西医学的特点是针对人体疾病的诊断与治疗,为了这个目的必须找出人体所患该病的"证据",才能确定是患了此病,再根据此病进行针对性治疗,因此,西医是以诊治疾病为目的的实用医学。

1. 西医的基本诊断方法

西医的基本诊断方法是望诊、触诊、叩诊、听诊，也称为四诊方法。其中望诊与中医的望诊基本一致。

触诊既可以触摸脉搏，又可以触摸患者身体的病灶部位与其他部位，如腹部触诊等。

叩诊是指用手叩击身体某表部位，使之振动而产生声音，根据振动和声音的音调特点来判断被检查部位的脏器状态有无异常的诊断方法。根据叩诊的目的和叩诊的手法不同，可以分为直接叩诊和间接叩诊法两种。

听诊是利用听诊器来听患者身体的某个部位（如胸部、背部、腹部等），通过听诊器传出的声音来判断该部位的器官有无病变存在。心脏听诊是医生的基本功，更是心脏内科医生诊断心脏健康与否的必要与重要手段之一。

通过上述四诊，有经验的医生基本上可以对患者所患疾病有一个初步的判断，称之为臆断或初步印象。

2. 常规化验检查

常规化验检查也称为三大常规检查，即血常规、尿常规、粪便常规检查。

尿与粪便是人体新陈代谢后的排泄物，常能反应机体健康与否的诸多情况。粪便是消化系统各器官功能正常与否的标志性检查物，当然，尿与粪便中检查出任何异常的成分都是身体出现异常的警报，必须进一步寻找病变器官及疾病之根源，才能做到准确诊断与精准治疗。

血常规是临床诊断中应用最多的一种检查方法，一次血常规检查包括的指标比较多，这些指标的变化（过高或过低）都提示身体存在不同的健康状况。

3. 生化检查

随着科技发展与进步，许多科技成果应用到医学检查中，制成了各种不同的检查仪器。生化检查仪器是其中的一大类，由于不同的生化检查仪器有不同的功能，医务工作者凭借着这些先进的仪器可以更多地了解机体的健康指标和鉴定身体的健康状况。

第八章　全科医生与专科医生

一、全科医生的优越性

任何一个时代、任何一个国家、任何一种民族,只要被称为"医生"者都是为人类健康与生命服务的一种崇高的职业,其宗旨是"救死扶伤""治病救人"。

1. 中国医生称谓的演变

从历史的演变来看,医生有很多个名称,中国古代关于医生的称谓也是变化的。在不同的历史时期,有不同的称谓,有时同一时期,在不同的地方、不同的场合,也有不同的称呼。

周代以"医官"名,相当于后世的内科医生,又名"疾医"。

春秋战国时代的典籍中首次称为"医师"。

秦朝称为"太常",即医官名。

汉朝,亦称太常。西汉时,设太常、少常官职,属于太常的为百官治病,属于少常的为宫廷治病。

"医生"的称呼最早起源于唐代。《唐六典·十四》有:"医生四十人。""后周医正有医生三百人,隋太医有医生一百二十八,皇朝置四十人。"这里的"医生"就是学医的生员及从事医疗工作的人员。后来就演变成从事医疗工作人员的通称。如宋代范成大《书事》诗中就有:"门外虽无车辙,医生卜叟犹来。"

到了近代,医生又有了较文雅的称呼"医师""大夫";农村则多叫"郎中""先生"等。

中国现代史中关于医生由于工作情况与职业环境等不同,又在"医生"前冠以一种"前缀"或者"定语",如"赤脚医生""农村医生""家庭医生""专科医生"(内科医生、外科医生、妇科医生、儿科医生、五官科医生、眼科医生等)"全科医生""保健医生"等。国外称为"私人医生""顾问医生"等。

2. 全科医生的职能

全科医生执行全科医疗卫生服务。又称家庭医师或者家庭医生,是医药卫生与健康管理服务的主要提供者。

全科医生具有独立工作能力、医疗技能和知识,使其具有医学服务的资格向家庭的每个成员提供连续性和综合性的医疗照顾、维护健康和预防服务。

全科医生一般是以门诊形式处理常见病、多发病及一般急症的多面手,社区全科医生工作的另一个特点是上门服务。全科医生常以家访的形式上门处理家庭的病人,根据病人的各自不同情况,建立各自的家庭病床和各自的医疗档案。

3. 全科医生的基本素质

全科医生应具备的素质及知识结构包括:综合性的医学知识、高尚的道德素质、丰富的生活经验、卓越的管理才能、执着的科学精神。

美国家庭医疗学会对家庭医生的定义:"家庭医生(family doctor)是经过家庭医疗机构进行范围宽广的医学专业教育训练的医生。这些医生由于其背景和家庭的相互作用,最具资格服务于每一个病人,并且作为所有健康相关事务的组织者,包括适当的利用顾问医生、卫生服务以及社区资源。"

4. 全科医生的基本职责与任务

(1) 对所服务的对象要做到持续性、综合性、个体化的照顾。

(2) 要做到对服务对象健康变化的早期发现并及时处理疾患;并做好早发现、早治疗。强调预防疾病和维持健康。

(3) 要做到在社区及村委会等场所对病人进行不间断的管理和服务,并在必要时协调利用社区及村委会的内外其他资源为大众服务。

(4) 以社区及村委会为基础,以家庭为照顾单位。以生物—心理—社会医学模式为诊断程序。以预防为导向的照顾好服务对象。

(5) 要具有团队合作精神及机动灵活的工作方式。

5. 全科医生与专科医生的区别

全科医生负责服务对象在健康时期、疾病早期乃至经专科诊疗后无法治愈的各种病患者的长期照顾,其宗旨是关注的中心是人而不只是病,无论其服务对象有无疾病或病患(有症状或不适),全科医生都要为其提供令人满意的照顾,也就是说他们对自己的服务对象生命全程关怀具有不可推卸的责任。

因此,全科医生既是"医学服务者"也是"健康管理者",其工作遵循"照顾与关怀"的工作模式,其责任既涉及医学科学,又延伸与这种服务相关的各个专业领域(包括医学以外的行为科学、社会学、人类学、伦理学、文学、艺术学等)。其最高价值既有科学性,又顾及服务对象的满意度,即充分体现在综合医学的艺术性方面。

随着社会进步和民众健康需求的增加,基层医疗的公平性、经济性与可及性日益显现,于是关于经济学的考虑也成为全科医生重要的价值之一,这更体现了医学的公益性。总之,全科医生是"健康中国"的卫士与为民众健康服务的前沿战士,与他们的服务对象之间是一个"命运共同体"。

二、建立全科医生制度的重要性和必要性

1. 建立全科医生制度是保障和改善城乡居民健康的迫切需要

我国地域广大辽阔,是一个有 13.7 亿多人口的发展中国家,随着经济发展和人民生活水平的提高,在建设"健康中国"的过程中城乡居民对提高健康水平的要求越来越高。同时,工业化、城镇化和生态环境变化带来的影响健康因素越来越多;人口老龄化和疾病谱变化也对医疗卫生服务提出了更高与更新要求。

全科医生是综合程度较高的医学人才,主要在基层第一线承担着预防保健、常见病、多发病诊疗和转诊、病人康复和慢性病管理、健康管理等一体化服务,在"城乡振兴战略"中具有重要的作用,被称为民众健康的"守护者"。

建立健全我国全科医生制度,能更好地发挥好全科医生的作用,有利于充分落实预防为主方针,使医疗卫生工作更好地服务人民健康。

2. 建立全科医生制度是提高基层医疗卫生服务水平的客观要求

加强基层医疗卫生工作是医药卫生事业改革发展的重点,是提高基本医疗卫生服务的公平性、可及性的基本途径。医疗卫生人才是决定基层医疗卫生服务水平的关键。

多年来,我国基层医疗卫生人才队伍建设相对滞后,合格的全科医生数量严重不足,制约了基层医疗卫生服务水平提高。建立全科医生制度,是为基层培养大批"下得去、留得住、用得好"合格全科医生的重要举措,是提高基层医疗卫生服务水平的客观要求和必由之路。

3. 建立全科医生制度是促进医疗卫生服务模式转变的重要举措

建立分级诊疗模式,实行全科医生签约服务,将医疗卫生服务责任落实到医生个人,是我国医疗卫生服务的发展方向,也是世界上许多国家的通行做法和成功经验。

建立适合我国国情的全科医生制度,有利于优化医疗卫生资源配置、形成基层医疗卫生机构与城市医院合理分工的诊疗模式,有利于为民众提供连续协调、方便可及的基本医疗卫生服务,缓解群众"看病难、看病贵"的状况。并可以解决当前大医院"人满为患",甚至"交叉感染"等不利影响的重要举措与可行措施。

三、全科医生的发展方向

1. 全科医生服务领域广阔

在政府的大力倡导下,社区卫生服务事业正在全国如火如荼地进行着。社区医院门诊中的角色——全科医生一般是以门诊形式处理常见病、多发病及一般急症的多面手,他们可以在最短的时间使服务对象的疾病得到最有效的处理,这样就大大方便了下一步的治疗或住院治疗。

全科医生在家庭服务中的角色——社区全科医生工作的一个特点是上门服务,全科医生常以家访的形式上门处理家庭的病人,根据病人的各自不同的情况建立各自的家庭病床和各自的医疗档案,这样不仅大大地提高了患者在治疗上的准确度与及时性,同时还能起到很好的医疗保健作用。

全科医生在基层人群中的角色——全科医生对基层人群中可以组织专家会诊,协调转诊,组织健康体检等工作,还可进行健康教育,心理咨询,加强对体弱多病的群体(如:老人、小孩)的护理等工作,这些工作也极大地加强了基层群众的健康防范意识。

全科医生是家庭成员一辈子的健康保护神,是国家卫生服务的看门人,也是引导专科医疗的介绍人,可以将自己处理不了的服务对象精准的介绍到相应的专科与专科医生及专家。

随着人们健康意识的提高,国内全科医生的发展是蒸蒸日上的趋势,据有关部门统计,我国仅城市社区卫生服务机构对全科医生的需求就近10万人的缺口,更别提医疗资源分布更加匮乏的农村了。随着医疗体制和人事制度的放开,包含社区卫生和专科医疗的多元化的卫生服务体系将逐步形成,全科医生也将会赢得属于自己广阔的展现舞台。

2. 全科医生的具体任务

(1) 建立并使用家庭、个人健康档案(病历)资料。

(2) 对常见病、多发病的诊断与治疗以及适时的会诊与适宜的转诊。

(3) 对急、危、重病人的院前急救与转诊监护。

(4) 社区健康人群与高危人群的健康管理,包括疾病预防筛查与咨询。

(5) 社区慢性病人的系统管理与康复指导。

(6) 根据需要提供家庭病床及家庭其他健康方面的服务。

(7) 社区重点人群与弱势人群的保健(包括老人、妇女、儿童、残疾人等)。

(8) 根据不同人群与个人进行有针对性的健康教育。

(9) 提供基本的精神卫生服务(包括初步的心理咨询与治疗)。

(10) 开展医疗与伤残者的社区康复及功能训练。

(11) 计划生育技术指导与落实。

(12) 通过团队合作执行家庭护理、卫生防疫、社区初级卫生保健任务等。

(13) 当地卫生健康委员会与上级业务部门指定与安排的相关工作任务。

3. 发展与建立全科医生制度是国家医药卫生事业发展的需要

2011年6月22日,国务院常务会议决定建立全科医生制度。会议指出,全科医生是综合程度较高的医药卫生人才,主要在基层承担预防保健、常见病、多发病诊断治疗和转诊,病人康复和慢性病管理,健康管理等一体化服务,被称为基层民众健康的"守门人"。

目前,我国全科医生的培养和使用尚处于起步阶段,全科医生数量严重不足。建立全科医生制度,逐步形成以全科医生为主体的基层医疗卫生队伍,是医药卫生体制改革的重要内容,对于提高基层医疗卫生服务水平,缓解人民群众"看病难、看病贵"都具有重要意义。

4. 国家对全科医生的要求与优惠政策

(1)要建立统一规范的全科医生培养制度。将全科医生培养逐步规范为"5+3"模式,先接受5年的临床医学本科教育,再接受3年的全科医生规范化培养。

(2)要着力解决当前急需与规范化培养周期较长之间的矛盾,近期采取多种措施并举培养合格的全科医生。对符合条件的基层在岗执业医师或执业助理医师,按需进行1至2年的转岗培训。严格执行城市医院医生在晋升主治医师或副主任医师职称前到基层累计服务1年的规定。

(3)要改革全科医生执业方式。全科医生可根据需要多点注册执业,可以在基层医疗卫生机构全职或兼职工作,也可以开办诊所。推行全科医生与居民建立"契约式"服务关系。加强全科医生服务质量监管,并与医保支付、基本公共卫生服务经费拨付挂钩。

(4)要创新全科医生激励政策和方式。建立以按签约居民数与获得服务费为基础的新激励机制,完善到艰苦边远地区工作的津补贴政策。拓宽全科医生职业发展路径,完善职称晋升办法。

5. 加快培养与发展全科医生是当务之急

当前,我国全科医生极度缺乏是现实的客观情况。由于医学生及医生的培养是有规律性与周期性的。因此,在政策法规支持下,既要努力培养全科医生,更要用好全科医生,以巩固这支全科医生队伍。

为了解决老龄化社会带来的老年人口保健和医护照顾问题,政府正试图通过发展社区卫生服务和全科医学,引导一般疾病的诊疗下沉到基层,以期逐步实现基层首诊、分级医疗和双向转诊。希望持有资格证的全科医生,能够独立开展临床工作,医治80%~90%的常见病,具备及时正确的转诊能力,正是实现这种医疗改革蓝图的核心。

纵观全国形势为实现全科医生对基层医疗卫生工作的全覆盖更是形势逼人。促使政府与卫生行政部门及全社会要共同努力来为之奋斗。

四、我国实行全科医生制的总体目标

在我国全面实行全科医生制度也是一个艰巨的系统工程,需要多方面共同努力才能实现。其一,从国家层面既要有政策法规和正确导向,更要有财政支持;其二,政府职能部门要制定切实可行的计划与措施;其三,医药卫生教育部门要加强全科医生的培养;其四,医务工作者要认识到全科医生的重要性与必要性,更重要的有信心与决心下到基层做一个名合格的全科医生。为在我国全面实行全科医生制的总体目标做出自己的努力与贡献。其五,用人单位要爱惜人才、用好人才、管好人才、支持人才、留住人才。

国家规定到 2020 年,在我国初步建立起充满生机和活力的全科医生制度,基本形成统一规范的全科医生培养模式和"首诊在基层"的服务模式,全科医生与城乡居民基本建立起比较稳定的"签约式"服务关系,基本实现城乡每万名居民有 2—3 名合格的全科医生,全科医生服务水平全面提高,基本适应人民群众基本医疗卫生服务需求,为我国人民实现小康社会与过上更好美好的生活做出贡献。

五、推行全科医生与居民建立契约服务关系

全科医生的服务模式与专科医生服务模式是完成不同的两种服务模式。基层医疗卫生机构或全科医生要与居民签订一定期限的服务协议,建立相对稳定的契约服务关系,服务责任落实到全科医生个人。参保人员可在本县(市、区)医保定点服务机构或全科医生服务范围内自主选择签约医生,期满后可续约或另选签约医生。

卫生行政部门和医保经办机构要根据参保人员的自主选择与定点服务机构或全科医生签订协议,确保全科医生与居民服务协议的落实。随着全科医生制度的完善,逐步将每名全科医生的签约服务人数控制在 2000 人左右,其中老年人、慢性病人、残疾人等特殊人群要有一定比例。

相关链接:

《楚天都市报》2017 年 12 月 24 日报道一位医科大学毕业生扎根社区当家庭医生(全科医生)事迹。

"不去大医院,偏偏去社区当家庭医生,党员黄莹:这是我的使命"

放弃去大医院工作,到社区卫生服务中心当医生,一干就是 5 年,到老人家里进行慢病随访。她成为 600 余名居民称赞的家庭医生。她就是硚口区汉水桥街社区卫生服务中心优秀共产党员黄莹。

黄莹是个 85 后,毕业于江汉大学临床医学专业,今年 31 岁,2012 年起开始从事家庭医生工作,是该社区第一位有统招本科学历的医生。她高中时就入了党。我是家庭医生,也是一名党员,用专业的医学知识为社区居民服务,就是我的使命。

大学毕业后,黄莹放弃去大医院的机会,却毅然奔赴基层,到社区当了一名家庭医生。这是为什么? 黄莹解释:"每个人的追求不一样,选择也不一样,我到这里来感觉很有意义。"现在,她还是黄莹家庭医生团队的牵头人。

"居民签约家庭医生;其实签的是一个团队。"黄莹说,每个医生团队由全科医生、公卫医生、护士共 3 人组成,为辖区居民提供疾病预防、诊疗、保健和康复

服务。

每天早上 8 时,黄莹就已换好白大褂,熟练地为前来门诊的老人测血压、血糖,叮嘱老人每天按时吃药。不坐诊时,她就到社区走访有老人的家庭。今年 80 岁的李玉颜老人家住汉水桥街仁寿社区,黄莹对老人一家都非常熟悉、老人有高血压,腿部溃疡,女儿患有脑瘫,是社区的重点照顾对象。老人家住 4 楼,行动不便,黄莹常和护士一起上门给老人换药。老人感激地说:"要不是黄莹,我的溃疡发展下去可能就要截肢了。"

1800 多个日日夜夜 被黄莹救治过的患者不计其数。黄莹想得最多的是如何减轻社区慢病患者的痛苦。帮他们提高生活质量,快乐地度过晚年。为了便于患者联系,她的手机 24 小时开机,她还制作了联系卡发给居民,老人们打一个电话就能找到她。有时看到老人孤独,黄莹还会陪他们聊上一会儿,帮他们打开心结。

"我很怕看到老人独自一人坐在家中发呆的样子。总想看到老人们有说有笑互拉家常的模样。"黄莹说,老人心情好了,病自然就会好得快一些。

(楚天都市报记者)

六、合理确定全科医生的劳动报酬是留住与发展全科医生队伍的必要措施

1. 以优惠待遇留住人才

全科医生及其团队成员属于政府举办的基层医疗卫生机构正式工作人员的,执行国家规定的工资待遇;其他在基层工作的全科医生按照与基层医疗卫生机构签订的服务合同和与居民签订的服务协议获得报酬,也可通过向非签约居民提供门诊服务获得劳动报酬。在市场经济时代,充分合理的应用经济杠杆作用,对全科医生的劳动报酬采取适当优惠政策是留住人才的方法之一。

完善鼓励全科医生到艰苦边远地区工作的津补贴政策。

2. 以事业发展留住人才

拓宽全科医生的职业发展路径。应鼓励地方按照有关规定设置特设岗位,招聘优秀的专业技术人才到基层医疗卫生机构工作。经过规范化培养的全科医生到基层医疗卫生机构工作,可提前一年申请职称晋升,并在同等条件下优先聘用到全科主治医师岗位。要将签约居民数量、接诊量、服务质量、群众满意度等作为全科医生职称晋升职称评定的重要因素,基层单位全科医生职称晋升按照国家有关规定可放宽对外语考试的要求,不对论文作硬性规定。建立基层医疗卫生人才流动机制,鼓励全科医生在县级医院与基层医疗卫生机构双向流动。

专科医生培养基地招收学员时,在同等条件下优先录取具有在基层执业经验的全科医生。

3. 为全科医生制度做好舆论宣传引导

由于长期受各方面的影响,病人都喜欢到大医院、找名专家诊断与治疗。因

此,大病小病、轻病重病齐聚集大医院,造成大医院"人满为患"。到了大医院必首选名专家,造成专家工作量大,形成了专家号"一号难求"的局面。

应该通过健康教育、舆论宣传、正确导向等方式培养民众的预防保健观念,引导病人"小病在基层"解决的就医思想。从社会宣传教育的角度引导民众转变传统就医观念和习惯,相信全科医生"首诊责任制"。增强全社会的契约意识,尽早与全科医生签订"服务合同",让全科医生为自己的健康保驾护航,为实施医疗改革营造良好环境。

七、专科与专科医生

"专科"是与一般诊治科室相比较而言的,也就是说在一般科室无法或不能解决的特殊疾病或病种需要到更加专业化的科室才能接受更精准的诊断与治疗。专科是医学科学发展的必然结果,也是医学科学发展的趋势。因为任何学科都会有其发展的过程与前进的方向,当某个特殊理论与技术成熟后就会形成一个新的分支学科或诊疗科室。

"专科医生"顾名思义是医学领域中专科业务能力极强的医生,也就是说在本专科领域内具有处理各种疑难问题的能力与技能。在某种程度上也可以称为本科的权威及专家。

1. 专科医生的职能

一般认为专科医生是在本专科领域内具有专业水平较高的医务工作者。专科医疗处于医疗卫生服务"金字塔"的上部,其所处理的问题多为生物医学上的重病、大病与疑难杂症,往往需要动用昂贵的医疗资源,以解决本专科领域内的各种疑难问题。

各个不同的专科具有各自的高新技术,解决本专科中极具挑战性的问题,也就是说是全科医生或一般医务工作者不能处理的疾病。如肾移植或肝移植只能在具有专科技术力量与相应设备的专科才能进行。

与全科医生相比较,全科医疗处于医疗卫生服务"金字塔"的底层,处理疾病多为常见的健康问题,其利用最多的是社区、村委会和家庭的卫生资源,以低廉的成本来维护大多数民众的健康,并干预各种无法被专科医疗治愈的慢性疾患及其导致的功能性障碍者康复等问题。

2. 专科医生的服务宗旨与责任

专科医疗和全科医疗其本质都是维护民众的健康,只是各自在工作领域中负责民众健康与疾病发展的不同阶段。

专科医生负责疾病形成以后一段时期的诊治,其宗旨是根据医学科学对人体生命与疾病本质的深入研究来认识与对抗疾病。当遇到现代医学无法解释或解决的问题时,专科医疗就不得不宣布放弃其对病人的治疗,如对晚期癌症病人因全身转移而不得不放弃治疗。这就体现了当前医学既有科学性一面也有局限性的一面。由于专科医疗强调根除或治愈疾病,其称之为"治愈医学",当它认为达不到上述目的时就可能选择"放弃"。而全科医生要对生命的全过程负责,即使到了临终阶段也要进行临终关怀。这就体现了美国医生特鲁多的名言"有时去治愈,常常去帮助,总是去安慰。"是为医者的三种境界,更应成为全科医务工作者的座右铭。

八、专科是医学发展的必然结果

医学是在实践中不断发展的科学,更是应用各项科研成果的先进科学,所以它会永不停止的向前发展与进步,其中专科的产生与发展就是一个最典型的表现形式。

一般医院或者一级医院会分为内科、外科、妇产科与小儿科。这样在接待病人时就有了一个大致的分工,如骨折病人看外科;12岁以下儿童患者看小儿科;妇女有毛病看妇科;一般胃痛、关节痛等看内科。这四大科室是从一级医院到三级甲等医院都必须有的科室,俗称"四大科"。

由于医学科学发展十分迅速,患者的疾病也在不断变化与复杂化,因此,原有"四大科"已不能适应患者所患疾病诊治的需求,加之各"大科"医生志向与水平也会产生相应的变化。如内科医生中有的医生可能更注重心血管疾病;有的医生可能更注重消化系统疾病;有的医生可能更注重大脑及神经方面的疾病;还有的医生注重内分泌系统的疾病等等。如是,就在"大内科"中分划出了相应的"小内科",如心血管内科、消化内科、神经内科、内分泌内科等专科。

当前,"大外科"分出的"专科"最多见,也发展得最快与完善。

既往"大外科"几乎包揽了用外科手段治疗的各个病种,小到脓包切开引流,大到全身各种手术。

现在的"大外科"有如一棵根深叶茂的大树,其分支达到了枝繁叶茂的水平。目前,一般的三级甲等医院的外科中的专科包括:神经外科、胸外科、腹部外科、泌尿外科、骨科等较常见科室。进一步发展出:甲乳外科、内分泌外科、肝胆胰外科、肛肠外科、移植外科、显微外科等更加"高精尖"的专科也应运而生。

从诊断与治疗疾病的角度来看,专科对某些疑难疾病的诊断与治疗是更加精准,也更加有效,是医学科学发展的必然结果。

九、专科医生的重要性

中国有句俗话"术业有专攻",意即从事某个专业者要具有专心致志的精益求精的精神才能做得更好。现代社会鼓励与提倡的"大国工匠"精神也是希望干一行爱一行、精一行,做到"行行出状元"。

医学科学更需要这样精益求精的精神与人才。如果说"大国工匠"是在各种产品或工艺品上下功夫的话。那么"医学大师"是在人的生命上下功夫的人,尤其是"外科医生"其一举一动都关系到人的生死存亡及今后的生命质量。可见责任之重大,使命之光荣。

以神经外科为例,若接诊患者所患疾病是一个神经肿瘤,又有手术治疗的适应症,患者及家属又迫切希望手术治疗。在这种情况下,作为施术的神经外科专科医生身上承担的责任可想而知是多么的沉重。因为任何一个脑肿瘤都不会长在表面,而是深埋在正常脑组织的中间,并且向周围浸入,会给手术切除带来许多困难。应在手术之前就要想到通过什么样的手术路径对正常脑组织损伤最小,如何避开脑组织中的主要功能神经核,以保证患者手术后不出现功能损害,并且能尽快恢复健康。这一切的一切都不是在体外实验那样简单易行,也不像在"工业产品"或"艺术品"上直观与可掌控的。这种手术若非理论与技能高超的神经外科的"专科医生"是绝不能进行的工作。

总之,这些高精尖的医疗技术若无专科与专科医生是不能完成的,也是不可想象的。因此专科是医学科学发展的必然结果。

十、医学科学的发展要与时俱进

科学的发展是无止境的,科学技术的进步与发展是日新月异的。各方面的科技成果在医学领域具有广泛的应用价值,并且会带动与促进医学科学的发展。

历史已经证明了医学科学的进步与发展是与自然科学和社会科学的发展同步前进的。因此,也应相信,随着科学技术的不断发展,新的成就与成果的涌现,无疑会更加促进医药卫生科学事业的发展与进步,这是历史的必然,更是人类健康的需要。

1. 从历史的角度看科技发展与医学发展紧密联系

本书在前面章节中已经介绍了医学发展史,可见医学科学的每一个进步及发展都与自然科学和社会科学的发展息息相关。现举几个例子加以说明。

(1) X光机的诞生对医学发展的贡献。

众所周知,医院使用最广泛的"X检查"方法,是由德国科学家威廉·康拉德·伦琴在1895年发现了X射线(也称为伦琴射线)的基础才能制造成X光机,并应用到医学领域中创造出许多成果。

X光机在医学中的适用范围极广泛,包括:X线介入诊断、胸部透视、拍片(骨关节等)、胃肠道钡餐透视、气钡双重造影、检查胃肠道疾病、检查大肠疾病、检查泌尿系统疾病、胆道"T"型管造影、检查肝胆情况等等。

(2) 显微镜是医务工作者观察人休细微结构的好助手。

最早的显微镜是由一个叫詹森的眼镜制造匠人于1590年前后发明的。这个显微镜是用一个凹镜和一个凸镜做成的,制作水平还很低。詹森虽然是发明显微镜的第一人,却并没有发现显微镜的真正价值。90多年后,显微镜又被荷兰科学家列文虎克研究成功了,并且开始真正地用于科学研究中。

人们将显微镜研制及在微生物学与医学中有巨大贡献的人归功于荷兰籍科学家列文虎克先生。电子显微镜更是将光学显微镜无法观察到的物体,如细胞的亚结构也能观察清楚。

2. 当代医学发展与现代科技成果紧密结合

(1)彩超的诞生促进了医学发展。

"彩超"是彩色多普勒超声的简称,彩超工作的原理,简单地说就是高清晰度的黑白B超加上彩色多普勒。首先说说超声频化诊断法,即D超,此法应用多普勒效应原理,当声源与接收体(即探头和反射体)之间有相对运动时,回声的频率有所改变,此种频率的变化称之为频移,D超包括脉冲多普勒、连续多普勒和彩色多普勒血流图像。目前,医疗领域内B超的发展方向就是彩超。

主要优点:①能快速直观显示血流的二维平面分布状态;②可显示血流的运行方向;③有利于辨别动脉和静脉;④有利于识别血管病变和非血管病变;⑤有利于了解血流的性质;⑥能方便了解血流的时相和速度;⑦能可靠地发现分流和返流;⑧能对血流束的起源、宽度、长度、面积进行定量分析。

(2)CT机为体内占位性病变诊断作出巨大贡献。

CT机是"计算机X线断层摄影机"或"计算机X线断层摄影术"英文(Computed Tomography,简称CT),是从1895年伦琴发现X线以来在X线诊断方面的最大突破,是近代飞速发展的电子计算机控制技术和X线检查摄影技术相结合的产物。

CT机由英国物理学家hounsfield在1971年研制成功,先用于颅脑疾病诊断,后于1976年又扩大到全身检查,是X线在放射学中的一大革命。

X线体层扫描装置和计算机系统相结合形成了一台完整的医学人体检查仪器,在医学中得到了广泛的应用。

CT机按其适用范围分为头颅CT机和全身CT机。CT机的发展常用"更新换代"来表示。

第一代CT机采取旋转/平移方式进行扫描和收集信息。

第二代CT机是在第一代CT的基础上发展而来。

第三代CT机的主要特点是探测器激增至300～800个,并与相对的X线管只作旋转运动。因此,能收集较多的数据,扫描时间在5秒以内,使"伪影"大为减少,图像质量明显提高。

第四代CT机的特点是探测器进一步增加,高达1000～2400个并环状排列而固定不动,只有X线管围绕患者旋转,即旋转/固定式。它和第三代CT机相比较,其扫描切层更薄,扫描速度更快,图像质量更高。

第五代 CT 机的特点是扫描时间缩短到 50 毫秒,因而解决了心脏扫描。其中主要结构是一个电子枪,所产生的电子束射向一个环形钨靶,环形排列的探测器收集信息。

总之,CT 机的诞生及在短期内的发展与更新换代产品速度之快是科技高度发展的结果,也是高精尖科技成果在医学上应用的结合,更好地造福于人类。

（3）智能机器人在医学上应用使医生如虎添翼。

1959 年,理论物理学家理查德·费恩曼(诺贝尔奖获得者)率先提出纳米技术的设想。他率先提出利用微型机器人治病的想法。用他的话说,就是"吞下外科医生"。

1990 年 我国著名学者周海中教授在《论机器人》一文中预言:到二十一世纪中叶,纳米机器人将彻底改变人类的劳动和生活方式。未来利用纳米操作技术制作的微型机器人,也可以钻入人体替病人疏通血管,或在肉眼看不见的微观世界里,完成人们自己不可能完成的任务。

纳米机器人在医学上的应用包括:①将纳米机器人可注入人体血管内,进行健康检查和疾病治疗;②还可以用来进行人体器官的修复工作;③做整容手术;④从基因中除去有害的 DNA,或把正常的 DNA 安装在基因中,使机体正常运行;⑤纳米尺度调整杀死变异的癌变细胞,通过外部激光器指引,精确计算找到辐射超标的癌变细胞;⑥利用先进的生物细胞溶解技术将可能病变的细胞溶解成化学分子元素,并通过特定传感器系统精确的核查后,将细胞组分成功地装入健康细胞中,完成坏死细胞与成功健康细胞的转换。

总之,纳米生物学发展时间不长就已经取得了可喜的成绩。生物科学家在纳米生物学领域提出了许多富有挑战性的新观念。

科学家根据分子病理学的原理已经研制出各种各样的可以进入人体的纳米机器人,有望用于维护人体健康。目前还处在试验阶段,大到长几毫米,小到几微米。但可以肯定的是,未来几年内,纳米机器人将会带来一场医学革命。

出于这个原因,纳米技术长久以来一直被誉为未来对抗癌症的最理想武器。

十一、"一专多能"的医生是最受欢迎的医生

上述将全科医生与专科医生的优势与特点进行了简明扼要的介绍,可以说各具优点与特点,各有用武之地。

但在实际工作中,医生所接触到的患者的疾病并不是典型的、明显的或显而易见的病种,可以轻而易举地分别出应由全科医生或专科医生来处理及治疗。而要根据患者所反映出来的症状与体征及各项检查结果进行综合分析后,才可能作出正确的诊断及治疗原则。这就需要首诊医生既有全科医生的水平,又有专科医

生的技能才能做到。

众所周知,全球不断发生自然灾害,其中地震是最常见的自然灾害之一,往往造成大量的人员受伤甚至死亡。而一场级别较大的地震之后,灾区救援工作队中医务工作者是绝对不可缺少的成员。

由于地震造成伤病员因受伤害的外力不同,受伤的部位不同,心理素质不同等等。一场地震后造成的伤病员会产生各种各样的病变与病情,这就要求医务工作者既具备全科医生的水平,也要具备某些专科医生的技能,如骨科医生对骨折病人的专业处理;胸外科医生对胸部挤压伤的正确处理;神经外科医生对大脑损伤的正确对待等等。甚至还要具备"心理医生"的素质与能力,有对患者及家属心理抚慰与心理治疗的本领。简而言之,在这种场合,具有"一专多能"的医生是最具适应能力,也是最受欢迎的医务工作者。

第九章 一般检查与特殊检查

一、临床上的一般检查是必要的

1. "四诊"内容是医生分析疾病的初步资料

疾病的诊断是要经过医生认真分析研究患者病情后才能作出的,医生如何分析研究患者的病情呢?

首先医生要根据病人患病的现在病史与既往病史相互关系的逻辑分析(问诊);同时有目的地观察病人就诊时表情与表现及身体有无特殊变化(望诊);与此同时对病人讲话的声音及语调与发出的气味或体气(如狐臭症者的特殊气味等)进行分析(闻诊);此外,医生还要用自己的手触摸病人的相关部位,中医主要是触摸上肢桡动脉跳动情况(切脉),西医除触摸脉搏外还会触摸身体与疾病相关的部位,如腹痛时要触摸右下腹部的"阑尾压痛点"等相关部位(触诊)。医生利用听诊器对患者某些部位进行仔细地听诊,如从胸部听心脏跳动发的声音——心音,了解心脏情况,从患者背部听肺脏发出的呼吸音——了解肺脏情况等,(听诊)。

经过上述基本诊断步骤后,医生可能会得出患者所患疾病的初步资料,并对这些资料加以分析研究后作出"初步诊断"或称为"臆断"、"印象"。

2. 一般检查(常规检查)对确诊疾病是不可缺少的

为了进一步地证实医生接诊的"初步诊断"是否正确,还必须进行其他的相应检查。例如测量体温判断是否有发热现象;测量血压,了解病人血压状况;检查"血常规"——分析血样中各类细胞数量与比例的变化判断相关病情;检查"尿常规"——分析尿液中成分的变化判断有无泌尿系统病变;检查"大便常规"——分析大便中成分的变化判断消化系统正常与否?

上述检查,医学上称为一般检查或常规检查,但并不是每个患者都必须样样进行,而是由接诊医生根据患者病情与自己的考虑作出检查什么项目或不做什么项目,做到恰到好处。一句话,检查是为了诊断疾病与治疗疾病(因为某些检查指标对治疗用药物的选择以及治疗结果具有参考价值或指导意义)。

二、特殊检查项目要有针对性与选择性

医学上的特殊检查也称为"特检",是与上述常规检查相对而言的身体检查方

法,其目的是一致的,都是为了诊治疾病,确保身体健康(如健康体检)。

其实,特殊检查方法都是现代高科技医学仪器在医学上的应用,也是高精尖科技成果造福于人类的体现。各种供体检用的仪器因其研制原理与结构不同,则各种仪器的用途也不相同,因此,医生应严格控制各种特检的使用范围与要达到的目的。

1. 特殊检查项目要有针对性

例如,检查肿瘤性疾病,多用 CT、B 超、甚至用 PET 等高精尖的仪器进行身体相关部位(怀疑产生肿瘤的部位)进行定位检查,有的放矢,最好做到"精准检查"。一定要达到其检查结果对医生作出正确诊断是有帮助的。当然,若是阴性结果,排除肿瘤的存在也是根据之一。

如果考虑大脑肿瘤,还可以进行核磁共振(MRI)检查或进行颅内血管造影检查,也是相对准确的检查方法,对于颅内各种病变具有较高的诊断价值。

2. 特殊检查项目要有选择性

众所周知,各项特检所需要的费用是较高的,甚至是昂贵的,要考虑患者的可接受性与支付能力。因此,医生在选择特检项目时要站在病人的角度,能用其他检查方法代替特检方法时尽量采用其他检查方法。若因病情需要用特检方法进行必要检查时也要考虑既能达到检查目的又能节约费用的方法为首选检查项目。例如,怀疑肝脏肿瘤时选择 B 超检查比其他方法具有优越性。

还应指出的是任何特检方法(目前除 B 超外),实施特检方法都具有一定的损伤或风险,病人是否能承受某项特检(仪器)也是医生应该事先考虑到的。例如,对某些心理素质差的患者不一定能适应磁共振(MRI)检查;若某位病人此前进行过一种特殊治疗,如骨折病人身上有钢钉或钢板者、心脏病人身上安装有心脏起搏器者都不能进行磁共振(MRI)检查,否则会带来严重后果。

三、B 超检查

1. 什么是超声波与超声波检查仪

人耳的听觉范围是有限度的,一般只能对外界 16～20000 赫兹的声音有感觉——听到声音。若物体产生 20000 赫兹以上的振动所发出的声音,人耳就无法听到,科学家称大于 20000 赫兹的声音为"超声"。

与普通声音一样,"超声"仍能向一定方向传播,而且可以穿透物体,如果碰到障碍,就会产生回声,不相同障碍物就会产生不相同的回声,人们通过仪器将这种回声收集并显示在屏幕上,可以用来了解物体的内部结构。

利用上述原理,科学家将超声波制成医学仪器——超声波仪,并在医学中广泛用于对疾病的诊断与治疗。

2．B超是超声波检查的一种

在临床上应用的超声诊断仪根据发展与使用范围不同,具有许多类型,如 A 型、B 型、M 型、扇形和多普勒超声型等。B 型是其中一种,而且是临床上应用最广泛和简便的一种。通过 B 超检查可以获得人体内部各器官的各种切面上比较清晰的图形,供医生进行分析研究相关器官与组织正常与否及病变性质,从而作出正确诊断并采取相应的治疗措施。

3．B超的临床应用

（1）在内科与外科方面的应用:对心脏检查:先天性心脏病、风湿性心脏病、黏液病的非浸入探测等有特异性,可代替大部分心导管检查。它亦可用于小血管的通畅、血流方向、速度的测定等。早期发现肝脏的占位性病变,精度可达 1 厘米左右。还用于胆囊总、胆管、肝管、胆总管、胰腺、肾上腺、膀胱、前列腺、甲状腺等的检查。

（2）在妇科与产科方面的应用:妇科常用于检查子宫、输卵管、卵巢等。产科常用于:孕期羊水量测量;胎儿生长发育情况;测量胎儿各个部位,如胎头大小、胎臀长度,判断胎儿的生长发育情况及有无胎儿畸形,判断胎盘是否正常,还可以清楚地了解胎盘的位置是否正常。

其他科应用,如眼科检查可显示视网膜及球后病变。对各种管腔内结石的检出率高出传统的检查法。

4．B超检查的优点

B 超检查的优点是①对人体无损伤与不良反应;②可以根据检查需要检查医生可以灵活调整病人体位及 B 超探头的方向;③可以进行反复检查与对比;④适用范围较广,可用于肝、胆、肾、膀胱、子宫、卵巢等多种脏器疾病的诊断,还可进行胸腔、腹腔积液等病变检查;⑤检查费用较低。

5．B超检查的缺点

B 超也有其难以克服的局限性。首先是它的穿透力弱,对骨骼、空气等很难达到深部,所以对含气性器官,如肺,胃、肠等空腔器官难以探测。对成人颅脑的检查也较 X 线、CT 逊色。对小于 1 厘米左右的肿瘤组织不易检出,故超声检查阴性时并不排除 1 厘米左右的肿瘤病灶存在。其次,由于反射中发生多次重复反射以及分辨干扰出现假反射现象,因此有时易造成误诊。

6．B超检查注意事项

（1）B 超对受检者无痛苦、无损伤、无放射性,老少患者及孕妇都可采用,在检查时医生使用的介质为无害的"耦合剂",检查完毕后用纸巾清除即可。

（2）检查心脏时,应休息片刻后平卧于检查床上,解开上衣纽扣,暴露胸部,便于医生检查。

（3）探测易受消化道气体干扰的深部器官时,需空腹检查或作严格的肠道准备。

(4) 病人如同时要作胃肠、胆道 X 线造影时,B 超声波检查应在 X 线造影前进行,或在上述检查 3 天后进行。

(5) 如检查盆腔的器官子宫、卵巢、输卵管、膀胱、前列腺等脏器时,检查前需保留膀胱尿液,保持膀胱充盈以利于检查。

四、彩超检查

1. 彩超与 B 超异同点

就是高清晰度的黑白 B 超再加上彩色多普勒,彩超的原理就是多普勒效应原理。

彩超的性质是高清晰度的二(三、四)维图像。

2. 彩超的特点

彩色多普勒超声一般是用自相关技术进行多普勒信号处理,把自相关技术获得的血流信号经彩色便携式彩超编码后实时地叠加在二维图像上,即形成彩色多普勒超声血流图像。由此可见,彩色多普勒超声(彩超)既具有二维超声结构图像的优点,又同时提供了血流动力学的丰富信息,实际应用中受到了广泛的重视和欢迎,在临床上被誉为"非创伤性血管造影"。因此,彩超具有其独特的应用优越性,其主要优点如下。

(1) 能快速直观显示血流的二维平面分布状态。

(2) 可显示血流的运行方向。

(3) 有利于辨别动脉和静脉。

(4) 有利于识别血管病变和非血管病变。

(5) 有利于了解血流的性质。

(6) 能方便了解血流的时相和速度。

(7) 能可靠地发现分流和返流。

(8) 能对血流束的起源、宽度、长度、面积进行定量分析。

3. 临床应用

(1) 血管疾病的诊断与鉴别诊断。

运用 12 MHz(兆赫兹)高频探头可发现血管内小于 1 mm(毫米)的钙化点,对于颈动脉硬化性闭塞病有较好的诊断价值,还可利用血流探查局部放大判断管腔狭窄程度,栓子是否有脱落可能,是否产生了溃疡,预防脑栓塞的发生。

对于颈动脉体瘤、腹主动脉瘤、血管闭塞性脉管炎、慢性下肢静脉疾病(包括下肢静脉曲张、原发性下肢深静脉瓣功能不全、下肢深静脉回流障碍、血栓性静脉炎和静脉血栓形成)利用彩超的高清晰度、局部放大及血流频谱探查均可作出较正确的诊断与鉴别诊断。

（2）腹腔脏器检查：主要运用于肝脏与肾脏，但对于腹腔内良恶性病变鉴别，胆囊癌与大的息肉、慢性较重的炎症鉴别；胆总管、肝动脉的疾病有一定的辅助诊断价值。

对于肝内良恶性占位病变的鉴别，囊肿及各种动静脉瘤的鉴别诊断有较高诊断价值，原发性肝癌与继发性肝癌也可通过内部血供情况的探查作出区分。

彩超运用于肾脏主要用于肾血管病变。对肾癌、肾盂移行癌及良性肿瘤的鉴别诊断有价值。

（3）心脏检查：采用彩超实时容积成像，直观地显示复杂的心脏解剖结构，准确地评价心功能，并可获得多方位的二维切面，可为心外科、心内科、麻醉科、导管室等提供重要的影像学信息。

（4）妇科与产科应用：彩超在妇科应用主要优点在于良恶性肿瘤鉴别，如对卵巢癌或卵巢囊肿的鉴别等。在产科用途更广，对胎儿脐带疾病、胎儿先心病及胎盘功能的评估，对于滋养细胞疾病有较佳的辅助诊断价值。运用阴道探头较腹部检查更具有优势，目前在妇产科使用频率较高，且诊断价值更高。

（5）小器官检查：在小器官当中，彩超较黑白B超有明显诊断准确性。如甲状腺、乳腺、眼球等。乳腺彩超主要用于乳腺纤维瘤及乳腺癌鉴别诊断。眼球彩超主要对眼球血管病变有较佳诊断价值。

（6）前列腺及精囊：经直肠彩超检查是目前诊断前列腺及精囊的最佳方法，是泌尿科与男性科最常用的检查方法。通过直肠彩超检查对各种前列腺、精囊腺疾病有很好的诊断价值，若配合前列腺活检，则基本可明确诊断。

4. 三维彩超

三维彩超属于彩超的一种，三维彩超是立体动态显示的图像。三维重建包括表面成像、透明成像及多平面成像模式。

（1）三维彩超特点：①在保留二维成像的基础上增加冠状切面图像；②立体定位，轴位调整，ABC三个轴面可随意调整直至显示出最佳图像；③立体显像，动态直观；④切割功能，可保留图像重点；切去无用的部分，对可疑部位进行三维重建显示；⑤旋转功能，可多面观察；具有前后、左右、上下360°旋转功能，对图像进行不同方位全面观察；⑥可给胎儿拍摄精美的照片，录下表情变化及刻录光盘作为资料保存，留做永久的纪念；⑦可显示不同层次病灶的立体关系及毗邻关系。

（2）三维彩超的优越性：①对子宫动脉、卵巢血流敏感性及显示率高；②缩短检查时间、获得准确的多普勒频谱；③无须充盈膀胱；④不受体型肥胖、腹部瘢痕、肠腔充气等干扰；⑤借助探头顶端的活动寻找盆腔脏器触痛部位，判断盆腔有无粘连。

（3）三维彩超在产科的应用：为临床超声诊断提供了丰富的影像信息，胎儿在羊膜腔内被液体包绕是三维超声良好的成像条件，图像立体、形象直观，可任意调整角度,通过三个切面的旋转可观察到可疑结构,对胎儿大体结构的畸形可一目了然,极大地提高了诊疗质量,减少了误诊或漏诊。

5. 四维彩超

四维彩色超声诊断仪是目前世界上最先进的彩色超声设备。"4D"是"四维"的缩写。第四维是指时间这个矢量。对于超声学来说,4D超声技术是新近发展的技术。4D超声技术就是采用3D超声图像加上时间维度参数。这种革命性的技术能够实时获取三维图像,超越了传统超声的限制。另外,四维彩色超声诊断仪出色的人体工程学设计,不存在射线、光波和电磁波等方面的辐射,对人体的健康没有影响。

(1)优越性:同3D超声诊断仪相比,4D超声仪使得医生可以实时的观察到人体内部器官的动态变化。有助于临床医生和超声科医生检测和发现各种异常。

(2)应用更广泛:它提供了包括腹部、血管、小器官、产科、妇科、泌尿科、新生儿和儿科等多领域的多方面的应用。

(3)检查项目:①循环系统:心、脑、四肢、血管疾病;尤其对心血管疾病可进行三维成像及多种心功能测定。对各种心血管疾病及实质性脏器疾病和各种血管疾病有良好诊断功能;②消化系统:肝、胆、脾、胃、腹腔各种疾患;对胃肠道疾病的诊断具有其独特的价值;③泌尿系统:肾、输尿管、膀胱各种疾患;④腺体:甲状腺、乳腺、胰腺、前列腺各种疾患;⑤妇科:子宫、卵巢、输卵管、盆腔疾患;⑥产科:胎儿、胎头、胎心、胎盘、脐带、羊水情况等,能确定有无畸形、前置胎盘,脐带绕颈;⑦其他方面:该仪器具有图像清晰、功能齐全,适用性广泛的特点。

6. 医用B超检查仪的发展过程——体现了科技进步带着医学发展与进步

(1)普通B超:B超经过了三个发展阶段,最早采用的是黑白超声诊断技术。20世纪80年代,在普通B超的基础上出现了彩色——多普勒超声波检查诊断技术,观测到的图像以红蓝两色为主,面向探头的呈现红色,反之为蓝色。

(2)三维B超:普通B超和彩色B超都是二维平面图像,目前这两种技术仍在使用。随着计算机技术的发展,又出现了三维B超,也就是将二维图像合成模型,透过屏幕可从各个方位观察组织与器官。

(3)四维B超:在三维(3D)B超的基础上又发展出四维(4D)B超,第四维是指时间这个矢量。对于超声学来说,4D超声技术是新近发展的技术。

(4)阴道探头与直肠探头的优越性:随着B超的产生与发展,其探头也在不断发展与改进,如"阴道探头""直肠探头"等。运用此类探头具有独特优越性,以阴道探头为例,较腹部探查又具有一定的优势,它的优越性主要体现在:①对子宫动脉、卵巢血流敏感性、显示率高。②缩短检查时间、获得准确的多普勒频谱。③无须充盈膀胱。④不受体型肥胖、腹部疤痕、肠腔充气等干扰。⑤借助探头顶端的活动寻找盆腔脏器触痛部位判断盆腔有无粘连。

五、CT 检查

1. CT(X 线计算机体层摄影)检查简介

医学影像学的关键就是了解人体图像是怎样形成的。常规 X 线平片易为人们所了解,其黑白图像形成的决定因素是记录在影像接受器上 X 线量的多少,这又取决于 X 线通过人体被照射部分的组织厚度、密度和原子序数。这些值越大,X 线衰减越多,所形成的影像就白一些。CT 也同样,CT 值越高,图像越亮(白)。医学科学的发展与进步总是与日新月异的科学技术发展相伴而行的,也是科技成果造福人类的具体体现。近代研制出的 CT 机在医学上的广泛应用就是一个极好的例证。正因为有了计算机与 X 线检查相结合才诞生了此种新型医用仪器——CT 机。

CT(computed tomography,CT)是利用 X 线束对人体某个部位一定厚度的层面进行扫描,由探测器接收透过该层面的 X 线,转变为可见光后,由光电转换变为电信号,再经模拟/数字转换器转为数字,输入计算机进行处理,构成图像,供医生分析研究此部位是否正常或属何种病变,从而据此作出相应的诊断。

CT 机是一套很复杂的仪器,包括扫描器、计算机、控制台和计算机程序。CT 检查是现代一种较先进的医学扫描检查技术,一般包括平扫 CT、增强 CT 和脑池造影 CT。

平扫 CT,一般为横断面扫描,多以听眦线为基线,依次向上或向下连续扫描。扫描平面分水平、冠状和矢状三个方向。

增强 CT,扫描前常用增强造影剂,如 60%泛影葡胺等。增强 CT 扫描使病变与正常组织对比更为清楚,对一些病变更有鉴别诊断作用。

脑池造影 CT,一般经腰椎穿刺或枕大池穿刺注入非离子型造影剂或气体,使被检查的脑池充盈。

2. CT 检查的优点

(1)密度分辨率高,可直接显示 X 线检查无法显示的器官与病变。

(2)检查方便、迅速而安全,易为患者接受。

(3)克服了传统 X 线平片影像重叠,相邻器官组织密度差异不大而不能形成明显对比图像,软组织构成器官不能显影或显影不佳等缺点。

(4)可获得各种正常组织与病变组织的 X 线吸收系数(或衰减系数),以行定量分析,可直接得到各自对 X 线吸收多少的数值,即吸收系数。

(5)由于图像是来自吸收系数的转换,因此,可进行图像处理,使图像的密度或灰度调节到适合观察某种组织或病变。

(6)与核素扫描及超声图像相比,CT 图像清晰,解剖关系明确,病变显示良好,因此,病变的检出率和诊断准确率高。

（7）对于急诊病人能较快做出诊断，对争取时间抢救病人起到重要作用。

（8）必要时还可以加做"增强CT扫描"，使图像更为清晰，并对某些病变进行鉴别诊断，提高病变的诊断准确率及显示率。

3. CT检查的适应症：CT检查的范围是相当广泛的，因此必须有针对性地选择检查对象与项目。

（1）神经系统病变：颅脑外伤、脑梗塞、脑肿瘤、炎症、变性病、先天畸形等，尤其是创伤性颅脑急症诊断中属于常用和首选检查方法。若是急性脑梗塞，特别是发病6小时内者，CT检查不如MRI（核兹共振）敏感。

（2）心血管系统：可用于心包肿瘤、心包积液等的诊断，急性主动脉夹层动脉瘤CT有肯定的诊断意义，特别是增强扫描具有特征性表现，并可做定性诊断。

（3）胸部病变：显示肺部病变有非常满意的效果，对肺部创伤、感染性病变、肿瘤等均有很高的诊断价值。

（4）腹部器官：对于实质性器官肝脏、胆囊、脾脏、胰腺、肾脏、肾上腺等器官显示清晰；对于肿瘤、感染及创伤能清晰地显示解剖的准确部位、病变程度，对病变分期等有较高价值。

（5）盆腔脏器：盆腔器官之间有丰富的脂肪间隔，能准确地显示肿瘤对邻近组织的侵犯，因此CT已成为卵巢、宫颈和子宫、膀胱、精囊、前列腺和直肠肿瘤的诊断、临床分期和放射治疗设计的重要手段。

（6）骨与关节：CT检查与一般X线检查相比较优点在于：①骨、肌肉内细小病变，X线平片常被骨皮质遮盖不能显示；②结构复杂的骨、关节，如脊椎、胸锁关节等；③X线可疑病变，如关节面细小骨折、软组织脓肿、髓内骨肿瘤造成的骨皮质破坏，观察肿瘤向软组织浸润的情况等；④对骨破坏区内部及周围结构的显示较好；⑤对于关节软骨、韧带、半月板、滑膜等则MRI检查为宜。

（7）肝脏病变：CT检查对于肝内占位性病变、原发性肝癌或转移性肝癌的形态、轮廓、坏死、出血及生长方式等都可以显示。

4. 增强CT检查注意事项

为了增加病变组织与正常组织显示密度的差别，明确诊断，在CT检查中常使用造影剂作增强扫描。增强CT扫描常用的造影剂为60%泛影葡胺；若使用为非离子造影剂，安全性好。但以下为禁忌症及高危因素应高度重视。

（1）禁忌症：①碘造影剂过敏。②严重肝、肾功能损害。③重症甲状腺疾患（甲亢）。

（2）高危因素：①肾功能不全。②糖尿病、多发性骨髓瘤、失水状态、重度脑动脉硬化及脑血管痉挛、急性胰腺炎、急性血栓性静脉炎、严重的恶病质以及其他严重病变。③哮喘、荨麻疹、湿疹及其他过敏性病变。④心脏病变，如充血性心衰、冠心病、心律失常等。⑤既往有造影剂过敏及其他药物过敏的病人。⑥1岁以下的小儿及 60 岁以上老人。

5. 颅脑 CT 简介

颅脑 CT 检查是通过 CT 机对颅脑病变进行检查的一种方法。

头颅 CT 是一种检查方便,迅速安全,无痛苦,无创伤的新的检查方法,它能清楚地显示颅脑不同横断面的解剖关系和具体的脑组织结构。因而大大提高了病变的检出率和诊断的准确性。

6. 胸部 CT 检查

CT 检查临床意义如下。

(1)胸壁:可以发现 X 线胸片上不能显示的石棉肺伴胸膜增厚等。借助 CT 增强可以诊断胸壁血管瘤;能很好地显示肋骨骨折及肋骨的破坏。

(2)肺脏:对周围型肺癌的早期诊断有价值;发现主支气管、肺叶支气管及肺段支气管狭窄或截断时,对诊断中央型肺癌诊断有帮助。

(3)纵隔:可以发现胸片上不能发现的增大的淋巴结,根据肿块的 CT 值和部位,有助于对纵隔肿块的定性诊断。

(4)CT 血管造影可用于肺动脉血管造影检查,可用于肺栓塞的诊断。

(5)CT 仿真内镜可无损伤性显示段支气管及亚段支气管,能从支气管腔、鼻腔和狭窄的远端观察病变;同时显示多方位的管腔外解剖结构,且对壁外肿瘤能精确定位、确定其范围。

(6)有助于对 X 线胸片发现的问题作出定性与定位诊断。

(7)根据临床需要可检出 X 线胸片未发现的隐性病变:例如查明有无微小转移肿瘤,可显示肿瘤的存在及其部位、大小、数目,以便制订治疗方案。

(8)对病源的发现、定位及定量诊断较为可靠;对实质性肿块的定性诊断尚不够准确,直径 1.5 cm(厘米)以下的病变不能显示。

7. 胃肠道 CT

(1)胃肠道 CT 适用于下列人群:胃痛,肠道疾病患者。①食管病变;②胃部病变;③小肠病变;④结肠病变。

(2)胃肠道 CT 临床意义:①探查胃肠道恶性肿瘤的局部或远处转移源;②CT 查明胃肠道病变的侵犯范围,尤其向胃肠壁外侵犯的情况,有助于疾病的分期及治疗方案的制定;③某些特殊病变的确诊。

8. 眼眶 CT 检查

CT 检查在眼科的应用范围:

(1)眶内肿瘤:CT 对确定眶内肿瘤的存在、位置、大小、范围和区别良性与恶性比较可靠。对肿瘤病理性质的判断困难。

(2)眶内炎症(炎性假瘤):这种非感染性炎症在 CT 上有弥漫型和肿块型两种。

（3）眼型 Grave 病：主要临床表现为眼球突出，眼肌麻痹，而甲状腺功能正常。

（4）血管性疾病：①眶内静脉曲张；②颈内动脉海绵窦瘘，同时可见患侧海绵窦扩大，密度增高。

（5）眼眶外伤与眶内异物：眶骨骨折、眶内气肿、眶内血肿和视神经挫伤均可由 CT 查出。

（6）CT 易于显示金属或非金属异物，根据异物所在眼球内外，粗略定位。

六、螺旋 CT 检查

1987 年，科学家与医学家们又在上述 CT 机的基础进行了改革与创新，研制出了一类更加适用的新型 CT 机，概括其结构特点命名为"螺旋 CT"，为 CT 家族又增加了一个新的成员。螺旋 CT 突破了传统 CT 的设计，采用滑环技术，将电源电缆和一些信号线与固定机架内不同金属环相连运动的 X 射线管和探测器滑动电刷与金属环导联。球管和探测器不受电缆长度限制，沿人体长轴连续匀速旋转，扫描床同步匀速递进（传统 CT 扫描床在扫描时静止不动），扫描轨迹呈螺旋状前进，可快速、不间断地完成容积扫描。分类包括：单层、双层、多层。

1. 螺旋 CT 的优越性

CT 自上世纪 70 年代问世来，不断获得改进，从第一代到第五代，不断缩短扫描时间和提高图像质量。1987 年，西门子推出了世界第一台螺旋 CT，开启了螺旋 CT 扫描时代，把 CT 技术推上了一个新的水平。原来的 CT 每次扫描都必须经过启动、加速、均速、取样、减速、停止等几个过程，大大限制了扫描速度。

螺旋 CT 克服了上述缺点，可以连续旋转扫描，患者的扫描床也以一定的速度前进和后退，这不仅将扫描速度提高好几倍，而且这种螺旋扫描不再是对人体某一层面采集数据，而且围绕人体的一段体积螺旋式的采集数据，被称为体积扫描，它不仅速度快，而且获得三维信息，这就增加了信息处理的内容和灵活性，它可以得到真正的三维重建图像，使血管立体成像成为可能。所以螺旋 CT 的功能大大地增加了，如组织容积与分段显示技术、实时成像技术、三维重建图像、仿真内窥镜技术及心脏功能评估等等。

螺旋 CT 在 1998 年单螺旋、双螺旋的基础上，医学工程技术人员又推出了多层螺旋 CT（MSCT，Multi-slice CT），使 CT 的发展又上了一层楼。多层螺旋 CT 与单层螺旋 CT 机比较，有很大的改进。多层螺旋 CT 扫描速度增快，使图像质量更高。多层螺旋 CT 还增加了很多新的功能。

2. 螺旋 CT 检查范围

包括颅脑、颈部、胸部（肺、纵隔、胸壁及大血管、心包）；腹部（上腹部：肝、胆、胰、脾；后腹部：肾上腺及肾）；五官（眼、耳－颞骨、喉咽、鼻与鼻窦及颞颌关节）；食管、胃肠道；盆腔（膀胱、子宫、输卵管、卵巢、直肠、乙状结肠、精囊及前列腺），脊椎、脊髓、四肢及软组织等。

3. 优点

（1）整个器官或一个部位一次屏息下的容积扫描，不会产生病灶的遗漏。

（2）节省造影剂用量，可节省 50% 左右。

（3）可任意地、回顾性重建，无层间隔大小的约束和重建次数的限制。

（4）容积扫描，提高了多方位和三维重建图像的质量。

七、PET-CT 检查

PET-CT 的全称为"正电子发射型计算机断层显像"（PET-CT 或 PET/CT），中文名称：派特 CT，是核医学领域更先进的临床检查影像技术。PET-CT 是正电子发射断层（PET）和 X 线计算机断层（CT）组合而成的多模式成像系统，是目前全球最高端的医学影像设备，同时也是一种可以在分子水平成像的影像技术。PET-CT 将 PET 与 CT 融为一体，使两种成像技术优势互补，PET 图像提供功能和代谢等分子信息，CT 提供精细的解剖和病理信息，通过融合技术，一次显像即可获得疾病的病理生理变化和形态学改变，实现了"1＋1＞2"的效果。

可以说，PET 的出现使得医学影像技术达到了一个崭新的水平，使无创伤性的、动态的、定量评价活体组织或器官在生理状态下及疾病过程中细胞代谢活动的生理、生化改变，获得分子水平的信息成为可能，这是目前其他任何方法所无法实现的。

1. PET-CT 简介

PET-CT 是将 PET 和 CT 整合在一台仪器上，组成一个完整的显像系统，被称作 PET-CT 系统，病人在检查时经过快速的全身扫描，可以同时获得 CT 解剖图像和 PET 功能代谢图像，两种图像优势互补，让医生在了解病变的生物代谢信息的同时获得精准的解剖定位，从而对疾病做出更全面、更准确的判断。

PET（派特）利用正电子发射体的核素标记一些人体生理需要的化合物或代谢底物如葡萄糖、脂肪酸、氨基酸、受体的配体及水等，引入体内后，应用正电子扫描机获得体内的生物化学影像。它能显示脏器或组织的代谢活性及受体的功能与分布而受到临床广泛的重视，称之为"活体生化显像"。

2. PET-CT 用途

PET-CT 目前主要应用于肿瘤检查。PET-CT 同时具有 PET 功能与 CT 功能，即将 PET 图像与 CT 图像融合等功能，从而既显示出肿瘤清晰的图像又能反映生理或病理代谢状况，为医生提供出诊治疾病更加精准的手段与措施。

已成为肿瘤、冠心病和脑部疾病这三大威胁人类生命疾病的诊断和指导治疗的最有效手段。

3. PET-CT 特点

PET-CT 采用正电子核素作为示踪剂，通过病灶部位对示踪剂的摄取量来了解病灶代谢功能状态。

PET-CT 一次检查即可快速获得全身影像。其他影像学检查都是对选定的某一部位进行扫描，容易漏诊身体其他部位的病灶，而 PET-CT 一次扫描仅需近20 分钟，能分别获得 PET、CT 及两者融合的全身各个断面及三维图像，可直观地看到病变在全身的受累部位、分布情况。

PET-CT 可以实现医学影像诊断的"四定"。即"定位"，指发现病变和明确病变部位；"定性"，指明确病变的病理和病理生理性质（良恶性鉴别）；"定量"，指PET-CT 不仅能提供病灶的大小、范围、密度等数值，更重要的是能提供功能和代谢的指标，更能深入本质的反映病变性质、程度；"定期"是指确定疾病的发展阶段。

PET-CT 检查安全无创。所采用的显像剂是构成人体生命的基本元素，检查十分安全，无毒性、过敏等副作用。

4. 临床应用范围

PET-CT 可广泛应用于健康体检和肿瘤诊断、疗效评价与监测。

（1）恶性肿瘤的诊断，良恶性病变的鉴别诊断。

（2）探测恶性肿瘤转移病灶，进行术前分期和再分期。

（3）当发现转移灶或出现副肿瘤综合征或肿瘤标志物升高时，寻找肿瘤原发灶。

（4）监测恶性肿瘤的疗效，包括判断治疗响应度和治疗效果。判断肿瘤对放、化疗的敏感性，指导选择合理的治疗方案，减少医疗资源浪费。

（5）探测肿瘤复发与否。

（6）治疗后体检或其他影像检查发现有病灶残留异常，决定是肿瘤或是治疗后的纤维化或坏死。

（7）选择肿瘤内最可能获得肿瘤诊断信息的活检区域。

（8）指导放疗计划，肿瘤放疗前生物靶区的勾画。

（9）在健康查体中的应用。作为高危人群筛查疾病的手段，争取早诊断、早治疗、早受益。

5. 检查注意事项

（1）PET-CT 检查所用的正电子药物需当天生产，且半衰期短、成本贵，需按照约定时间准时接受检查。

（2）PET-CT 检查前 1～2 天可以多饮水，禁做剧烈运动。严格遵守医嘱，确保效果。

（3）如有以下情况请向医生主动说明:糖尿病、排尿困难、二便失禁、体内金属异物、妊娠及哺乳、不能平卧、行动不便、意识障碍、近期是否做过钡餐检查等。

（4）还应去除身上一切金属和密度较大的物品，不要佩戴任何首饰，所穿衣物不要有金属饰品或金属拉链。有活动假牙应取下。

（5）检查耗时较长，要求检查者要有一定的耐受力，对有幽闭恐惧症、焦虑症者或小儿患者，必要时使用松弛药物、精神镇静药物，需要家属和医护人员陪同。

（6）此项检查价格较贵，要考虑承受能力。

八、MRI 检查

磁共振成像技术（Magnetic Resonance Imaging，MRI）在诞生之初曾被称为"核磁共振成像技术"，现在也还有医生沿用此名称。为了突出这项检查技术不产生电离辐射的优点，同时与使用放射性元素的核医学相区别，放射学家和设备制造商均同意把"核磁共振成像术（NMR Imaging）"简称为"磁共振成像（MRI）"。

1. 磁共振技术（MRI）是多位诺贝尔奖得主辛勤工作的结晶

20 世纪 30 年代，物理学家伊西多·拉比发现在磁场中的原子核会沿磁场方向呈正向或反向有序平行排列，而施加无线电波之后，原子核的自旋方向发生翻转。这是人类关于原子核与磁场以及外加射频场相互作用的最早认识。由于这项研究成果，伊西多·拉比于 1944 年获得了诺贝尔物理学奖。

1946 年两位美国科学家布洛赫和珀塞尔发现，将具有奇数个核子（包括质子和中子）的原子核置于磁场中，再施加以特定频率的射频场，就会发生原子核吸收射频场能量的现象，这就是人们最初对核磁共振现象的认识。为此他们两人获得了 1950 年度诺贝尔物理学奖。

人们在发现核磁共振现象之后很快就产生了实际用途，化学家利用分子结构对氢原子周围磁场产生的影响，发展出了磁共振谱，用于解析分子结构，随着时间的推移，磁共振谱技术不断发展，从最初的一维氢谱发展到 13C 谱、二维磁共振谱等高级谱图，磁共振技术解析分子结构的能力也越来越强。进入 20 世纪 90 年代以后，人们甚至发展出了依靠磁共振信息确定蛋白质分子三级结构的技术，使得溶液相蛋白质分子结构的精确测定成为可能。

另一方面，医学家们发现水分子中的氢原子可以产生磁共振现象，利用这一现象可以获取人体内水分子分布的信息，从而精确绘制人体内部结构。在这一理论基础上，1969 年，纽约州立大学南部医学中心的医学博士达马迪安通过测磁共振的弛豫时间成功地将小鼠的癌细胞与正常组织细胞区分开来，在达马迪安新技术的启发下纽约州立大学石溪分校的物理学家保罗·劳特伯尔于 1973 年开发出了基于磁共振现象的成像技术（MRI）。

保罗·劳特伯尔之后，MRI 技术日趋成熟，应用范围日益广泛，成为一项常规的医学检测手段。2003 年，保罗·劳特伯尔和英国诺丁汉大学教授彼得·曼斯菲尔因为他们在磁共振成像技术方面的贡献获得了当年度的诺贝尔生理学或医学奖。

2. MRI 简介

磁共振成像是断层成像的一种,它利用磁共振现象从人体中获得电磁信号,并重建人体信息。1946 年美国斯坦福大学与哈佛大学的科学家各自独立的发现了核磁共振现象,磁共振成像技术正是基于这一物理现象所诞生的。1973 年科学家保罗·劳特伯尔(Paul Lauterbur)研制出第一套对磁共振信号进行空间编码的方法,这种方法可以重建出人体图像,为临床应用 MRI 打下了基础。

磁共振成像可以得到任何方向的断层图像,三维体图像,甚至可以得到空间－波谱分布的四维图像。

MRI 也存在不足之处。它的空间分辨率不及 CT,带有心脏起搏器的患者或有某些金属异物的部位不能作 MRI 的检查。另外价格比较昂贵。

3. MRI 的特点

磁共振最常用的核是氢原子核质子(1H),因为它的信号最强,在人体组织内也广泛存在。

影响磁共振影像的因素包括:①质子的密度;②弛豫时间长短;③血液和脑脊液的流动;④顺磁性物质;⑤蛋白质。

磁共振的另一特点是流动液体不产生信号称为流动效应或流动空白效应。因此血管是灰白色管状结构,而血液为无信号的黑色。这样使血管很容易与软组织分开。

MRI 提供的信息量不但高于医学影像学中的其他许多成像术,而且不同于已有的成像术,因此,它对疾病的诊断具有很大的优越性。它可以直接作出横断面、矢状面、冠状面和各种斜面的体层图像,不会产生 CT 检测中的伪影;不需注射造影剂;无电离辐射,对机体没有不良影响。

4. MRI 医疗用途

MRI 已应用于全身各系统的成像诊断。效果最佳的是颅脑及其脊髓、心脏、大血管、关节、骨骼、软组织及盆腔等。

在此,笔者想起了一个三国时期的故事——我国外科最早先贤华佗给当时权重位高的曹操诊治"头痛症",提出要用手术方法为曹操治疗此病(怀疑颅内肿瘤)。在当时是科学极不发达的,更无先进仪器检查证实华佗的诊断,因此曹操误认为华佗是要谋杀他,反而将好心为他诊治疾病的著名外科医学专家华佗关进大牢直到死亡,这是多么沉痛的教训啊。倘若当时有一台 MRI 仪器对曹操的大脑进行一次科学检查那该多好啊!

5. MRI 检查适应症

(1)神经系统:脑梗塞、脑肿瘤、炎症、变性病、先天畸形、外伤等,对病变的定位、定性诊断较为准确、及时可发现早期病变。

（2）心血管系统：可用于心脏病、心肌病、心包肿瘤、心包积液以及附壁血栓、内膜片剥离等的诊断。

（3）胸部病变：纵隔内的肿物、淋巴结以及胸膜病变等，可以显示肺内团块与较大气管和血管的关系等。

（4）腹部器官：肝癌、肝血管瘤及肝囊肿的诊断与鉴别诊断，腹内肿块的诊断与鉴别诊断，尤其是腹膜后的病变。

（5）盆腔脏器：子宫肌瘤、子宫其他肿瘤、卵巢肿瘤，盆腔内包块的定性、定位；直肠、前列腺和膀胱的肿物等。

（6）骨与关节：骨内感染、肿瘤、外伤的诊断与病变范围，尤其对一些细微的改变，有较高诊断价值。

（7）全身软组织病变：无论来源于神经、血管、淋巴管、肌肉、结缔组织的肿瘤、感染、变性病变等，皆可做出较为准确的定位、定性的诊断。

6. MRI 的优点

（1）MRI 对人体没有电离辐射损伤。

（2）MRI 能获得原生三维断面成像而无须重建就可获得多方位的图像。

（3）软组织结构显示清晰，对中枢神经系统、膀胱、直肠、子宫、阴道、关节、肌肉等检查优于 CT。

（4）多序列成像、多种图像类型，为明确病变性质提供更丰富的影像信息。

7. MRI 的缺点

（1）与 CT 一样，MRI 也是影像诊断，很多病变单凭 MRI 仍难以确诊，不如内窥镜可同时获得影像和病理两方面的诊断。

（2）对肺部的检查不优于 X 线或 CT 检查；对肝脏、胰腺、肾上腺、前列腺的检查不比 CT 优越，但费用要高昂得多。

（3）对胃肠道的病变不如内窥镜检查。

（4）对骨折的诊断的敏感性不如 CT 及 X 线平片。

（5）体内留有金属物品者不宜接受 MRI。

（6）危重病人不宜做此项检查。

（7）妊娠 3 个月内者除非必须，不推荐进行 MRI 检查。

（8）带有心脏起搏器者不能进行 MRI 检查，也不能靠近 MRI 设备。

（9）多数 MRI 设备检查空间较为封闭，部分患者因恐惧不能配合完成检查。

（10）检查所需时间较长。

8. MRI 检查注意事项

（1）体内有任何"金属制品"者为禁忌者。

（2）体外"金属制品"严格清除才能检查。

9．X 光、CT、MRI,这些检查应该如何选择呢

医学影像学不仅扩大了人体健康的检查范围,提高了对疾病的诊断水平,而且可以对某些疾病进行治疗。那么,该如何选择 X 光检查、CT 检查、MRI 检查呢？它们的区别是什么？

（1）X 线检查。

包括透视、拍片、胃肠造影检查（钡餐）、计算机摄影（CR）、数字化摄影（DR）、乳腺钼靶等。常用于肺部及骨骼系统疾病的检查,辐射剂量较小,尤其对于急诊骨折和骨肿瘤疾病有着不可替代的作用。

（2）CT 检查。

CT 检查方便、安全、无创伤、图像清晰分辨度高、解剖关系明确、病变显影清楚等特点。该检查成像速度快,检查费用相对便宜,但是对人体有辐射。

（3）MRI 检查。

MRI 对人体内软组织成分的显示明显优于 CT,例如:在大脑（急性、超急性脑卒中优势明显）、颈部、脊髓、椎间盘、腹部实质脏器（肝脏小结节检出率与诊断准确率更高）、关节软骨等检查方面有绝对的优势。安全无辐射。

作为接诊医生在考虑给患者做任何一项检查时,首先要考虑所选择的检查项目对患者是否有检查的必要——适应症如何？若确实有适应症,必须进行 CT 检查时,要向患者讲明理由,争取患者及家属的配合。因此,医生既要做到对病人的病情负责,也要尽可能地为患者着想,减轻病人的经济负担,从而让"看病贵"缓解下来。

九、血管造影检查

血管造影检查是指将造影剂注入靶血管内,使被检查血管显影,从而达到诊断血管病变的目的。现在的血管造影检查通常指"数字减影血管造影术（digital substraction angiography, DSA）",是指利用计算机处理数字化的影像信息,以消除骨骼和软组织影像,使血管能清晰显示的技术。

1. 血管造影术简介

血管造影是一种介入检测方法,将显影剂注入血管里。因为 X 光不能穿透显影剂,血管造影正是利用这一特性,通过显影剂在 X 光下所显示的影像来诊断血管病变的。

科学家刘敦曼于 1977 年获得了第一张数字减影血管造影术（DSA）图像,目前已经广泛应用于临床,取代了老一代的非减影的血管造影方法。是通过计算机把血管造影片上的骨与软组织的影像消除,仅在影像片上突出血管的一种摄影技术。血管造影可以准确地反映血管病变的部位和程度。

医学界公认,此检查方法是所有血管疾病检查的"金标准"。它不但能清晰明确地了解血管影像病变,而且在造影过程中就可了解血管内血流、血管壁等情况,全面判断血管结构及功能变化。

DSA 的成像方式分为静脉注射数字减影血管造影(IVDSA)及动脉注射数字减影血管造影(IADSA)。

2. 临床价值

血管造影检查既可以显示血管本身的形态改变,如扩张、畸形、痉挛、狭窄、梗塞、出血等,又可根据血管位置的变化,确定有无占位性病变,是先进的心脑血管病诊疗方法,是心脑血管疾病诊断的"金标准"。

随着介入放射学的发展,血管造影已经成为临床的一种重要的诊断方法,尤其在介入治疗中起着不可替代的作用。血管造影在头颈部及中枢神经系统疾病、心脏大血管疾病,以及肿瘤和外周血管疾病的诊断和治疗中都发挥着重要作用。

3. 适应症

(1) 颅内及颈部血管性疾病:如动脉粥样硬化、栓塞、狭窄、闭塞性疾病、动脉病、动静脉畸形、主动脉瘤的形态、动静脉瘘等,其诊断灵敏度、特异性和正确性都高达 95%～100%。

(2) 腹部血管系统的检查:腹主动脉及其主要干支,如肾动脉、腹腔动脉及属支、肠系膜上动脉及下动脉等在 DSA 检查中均能很好地显示。目前腹部血管的 DSA 检查中应用最广泛的是肝、肾动脉造影。

(3) 四肢血管系统的检查,DSA 可以诊断四肢动脉及干支的狭窄和闭塞、动脉瘤、动脉畸形。

(4) 介入放射学的应用,在介入放射学中利用 DSA 的引导管方式,能实时显示导管或导丝在血管内推进的情况,并清楚地观察其与血管的关系。

4. 检查过程

在整个检查过程中,必须有医生和护士在场。整个检查过程中操作者必须认真对待,谨慎小心操作与及时发现病变血管及相关病灶。

腹股沟局部麻醉后将细针插入动脉中。通过细针将导丝插入血管中。导丝的作用是曝光下引导合成导管到达需要的位置。通过使用导管注射含碘的造影剂,可以显示不同器官的血管。取出导管后,使用绷带、敷料包扎压迫穿刺部位进行止血。

5. 禁忌症

对造影剂过敏者、严重的高血压及糖尿病未控制者、严重肝、肾功能损害及明显凝血功能障碍、近期有心梗和严重心肌疾患、心衰及心律不齐、甲状腺功能亢进等均不得进行此项检查。

6. 注意事项

(1) 检查前：禁食 6 小时，禁饮 4 小时，防止术中出现呕吐。

(2) 检查时：采取平卧位，造影时患者必须保持不动，否则会影响到成像的清晰度。

(3) 检查后：绝对卧床休息 24 小时，术侧肢体应伸直制动 12 小时，24 小时要在床上排便，翻身时伸髋平卧。咳嗽，排便时需用手紧压伤口。

(4) 血管造影是一种有创伤性检查，而且有较多过敏反应。

十、内窥镜检查

内窥镜检查是医生将特制的内窥镜插入人体的天然孔道或体腔内观察某些组织、器官病变的一种临床特殊检查方法。

内窥镜主要由镜体和光源两部分组成。镜体分为可屈式与硬质式两种；光源可分热灯光和冷灯光源。目前大都采用冷光源照明。

硬质式内窥镜使用于鼻腔、咽喉、膀胱、阴道及胸腔等器官的检查；可屈式内窥镜既可用于气管、支气管的检查，也可进行食管及胃肠道的检查。

1. 内窥镜简介

内窥镜可以看到 X 射线不能显示的病变，因此它对医生诊治疾病非常有用。

最初研制成功的内窥镜是用硬质管做成的，发明于 100 多年前。虽然它们逐渐有所改进，但仍然未能被广泛使用。

在 20 世纪 50 年代内窥镜用软质管制作，因而能在人体内的拐角处轻易地弯曲。在 1965 年，哈罗德·霍曾金斯在内窥镜上安装了柱状透镜，使视野更为清楚，现在的内窥镜通常有两个纤维管，光通过其中之一进入体内，医生通过另一个管或通过一个摄像机来进行观察，有些内窥镜甚至还有微型集成电路传感器，将所观察到的信息反馈给计算机处理。光导纤维内窥镜利用光导纤维传送冷光源，管径小，且可弯曲，检查时患者痛苦少。可以直接观察到脏器内病变，确定其部位、范围，并可进行照相、活检或刷片，大大提高了肿瘤的诊断准确率，并可对某些疾病进行治疗。

2. 内窥镜的发展史及分类

内窥镜的真正发展起于近代，一般可将其发展阶段分为：硬管式内窥镜、半可屈式内窥镜、纤维内窥镜、电视内窥镜等阶段。

(1) 内窥镜的发展史：硬式内窥镜阶段（1806～1932），硬式内窥镜由德国科学家（PhilipBozzini）首创，主要用于膀胱和尿道检查。半屈式内窥镜阶段（1932－1957），1928 年由科学家 Schindler 与优秀的器械制作师 GeorgWolf 合作研制胃镜，最终获得成功之后，进行了多次改进，功能更为齐全和实用。光导纤维内窥镜阶段（1957 年至今），1954 年，英国科学家 Hopkins 和 Kapany 发明了光导纤维技术。1957年,Hirschowitz在美国胃镜学会展示了自行研究制作的光导纤维内窥镜,开起了光导纤维内窥镜时代。20世纪60年代初,日本科学家在光导纤维胃镜基础上加装了活检装置及照相机。近几十年,随着内窥镜附属装置的不断改进,使纤维内窥镜不但可用于诊断,还可以用于手术治疗。电视内窥镜时代(1983年后),1983年科学家成功研制了电子摄像式内窥镜。该镜前端装有高敏感度微型摄像机,将所记录下的图像以电讯号方式传至电视信息处理系统,然后把信号转变成为电视显像机上可看到的图像。

(2)内窥镜分类型:医用内窥镜有许多不同的种类,其分类方法各有不同,一般来讲比较通用的有下列三种分类法。

关于医用内窥镜分类,按其发展及成像构造分类:可大体分为3大类:硬管式内镜、光学纤维(软管式)内镜和电子内镜。按内窥镜的功能分类:分为单功能镜及多功能镜。根据内窥镜镜身能否改变方向进行分类:分为硬质镜和弹性软内镜两种。

3. 应用范围

内窥镜已在医学领域广泛应用,如胃镜检查胃癌;支气管镜检查肺癌、气管癌;食管镜检查食管癌;乙状结肠镜检查直肠癌、乙状结肠癌;膀胱镜检查膀胱癌;喉镜检查喉癌;鼻咽镜检查鼻咽癌;阴道镜检查宫颈癌、阴道癌等。

长期以来,内窥镜只是用于"观看"病变,而不是"测量"病灶,随着计算机技术和图像处理技术的发展,现在的内窥镜可以真正实现对病变的观察与测量技术相结合,具有清晰图像,并且在必要时可取部分病变的活体组织检查或进行恰当治疗。

4. 检查方法

对患者检查时,医生会根据检查部位不同要求病人采取不同的体位与姿势相配合,被检查者只要很好配合即可。如耳鼻喉内窥镜检查时病人可以坐位,也可以半卧位,医生将耳鼻喉内窥镜伸入病人口腔、耳腔、鼻腔内,然后仔细地检查所需要了解的部位,由于医用内窥镜照明好、清晰度高,可以清楚地看到深部、狭小、不能在额镜下直接窥视的结构。如中鼻道内的钩突、筛泡、上颌窦开口、嗅裂、鼻咽部咽鼓管开口、腺样体组织等。有些手术可以用内窥镜和激光来做,内窥镜的光导纤维能输送激光束,烧灼赘生物或肿瘤,封闭出血的血管。

5. 发展远景

医用内窥镜在不同的时期都促进了医学事业的不断发展。今后随着电子技术及其他科学技术的不断进步,相信内窥镜技术会有更广更深的发展。

多功能的电子内窥镜已经问世,它不但能获得组织器官形态学的诊断信息,而且也能对组织器官各种生理机能进行测定。医用内窥镜技术发展到今天,已经显示出它的强大生命力,相信明天会做出更辉煌的贡献。

十一、医生是检查结果的评判者而不是结果的"奴隶"

医学科学是为人类的健康与生命服务的科学,因此,无论是医生、护士或是患者与家属都要以科学的精神对待医疗服务中的各个环节及采取的措施,共同为战胜疾病与恢复健康做努力,直至达到目的。

1. 医学仪器检查结果供医生诊治疾病参考

本书介绍了现代医学科学的发展与进步,为人类健康事业作出了巨大贡献,不论是中医还是西医,都在与时俱进发展。可以预见,科学的医学仪器还会更先进,并且会具有一定的智能。这些智能化的医用仪器会帮助医务工作者发现人眼所不能看到的病变,从而对疾病做到"四早":做发现、早诊断、早治疗、早康复。

医生要认识到,任何科学仪器都是人类智慧的结晶,是科学家与医学家们集体研究的成果,是由人来操作的仪器与系统。一句话,再好的仪器或操作系统,离开了人(医务工作者),它就是一堆钢铁材料或其他物质材料,会缺乏生命力与使用价值。

但值得指出是,为研制出医用"智能机器人",有多少科学家与工程师及工作人员,他们付出了多么艰辛的劳动与努力。还要看到,为了使"智能机器人"更好地工作与获得满意效果,又有多少人在幕后辛勤工作。因此,可以认为,再优秀的智能机器人或检查仪器,没有人的操作与合理利用,它们就没有"用武之地"——也就是一堆"材料"而已。

当然,任何医学仪器只要它与智慧的人类相结合起来,就有可能会创造出人间的奇迹。医学仪器更是如此,它在某种程度上还会让危重患者起死回生,造福人类。

2. 医生是医学仪器检查结果的评判者而不是结果的盲从者

近些年来,有部分医务工作者,尤其是接诊医生过分地依靠仪器的检查结果,有时仅以检查结果作为诊治疾病的唯一依据。这就有些本末倒置了,不仅不能作出客观正确的诊断,还会导致误诊与误治,既延误了疾病的最佳治疗时机,甚至于危害了病人的生命。同时也浪费了许多医疗资源与病人的钱财。

作为一名负责任的医生,对患者的病情既不能过分地只相信自己的经验而忽视科学仪器检查结果,也不能盲从各项检查结果忽视患者的实际病情与心理因素等。

因此,一名好的医生要做到对患者病情与检查结果结合起来分析研究,还要做到身体素质与心理因素综合分析研究,最后做出正确的诊断并采取最佳治疗措施。

因此,作为一名合格医生要严密观察与实时分析病情进展,不放过每一个细节才能做到精确诊断与精准治疗。

3. 医学仪器检查结果出现误差的原因

在现实际工作,任何机器与仪器都有出现误差的可能性,医学仪器也不例外。若分析研究仪器产生误差的原因大致有如下几个方面。

(1)仪器与设备的老化与灵敏度下降。

(2)化验结果还存在"检验试剂"的差异。

(3)检验医务工作者的责任心也十分重要。任何检查仪器都是人操作的,所以操作者的认真负责精神十分重要。从"标本"编号到结果填报的整个流程中,任何一个环节的错误都有可能导致对病人检查结果的误差。

(4)客观原因的影响也要考虑对检查结果的影响。例如,电压过高或过低的影响,过高或过低电压都可能导致检查机器功能的异常,当然会影响检查结果的准确性。

作为一名负责任的医务工作者在拿到病人任何检查结果时,还是要结合病人的实际情况综合分析,对那些决定"病人命运的结论",在下决断之前要"三思而后行",否则会造成"医疗伤害",这比较法院的"冤假错案"更为严重啊!

(孙宏春)

第十章 理解与包容,性本善

一、理解与包容的含义

1. 什么是理解与包容

众所周知理解就是多站在他人的角度,替他人着想,急他人所急,想他人所想。理解和体会不同,理解表示一种认可,而体会深刻一点则是"感同身受",在实际生活中,其实真的很难做到能和他人感同身受,特别是在悲伤的、痛苦的事情上。

包容则是在生活中,在工作中以及和家人、爱人、孩子的相处中,在遇到很多摩擦、争执,以及出现各种失误或差错时,我们能以一颗包容、博爱的心来接受这些事情,更进一步,还会努力付出行动,将这些不愉快的事情处理掉,将失误的损失降到最低,减轻对方心理的压力。

"海纳百川,有容乃大""宰相肚里能撑船"这些都是华夏儿女信手拈来的名人名言。可是在现实生活中,能做到每日反省而眠,助人为乐的人日渐减少,特别是在老年人摔倒该不该扶? 能不能扶? 摔倒的老年人反讹扶助者的现象也偶有发生,让人们不得不开始思考好人能否做? 正能量是否真的需要我们去播撒? 答案是肯定的:是! 当然! 应该助人为乐! 当然需要人们去传播、去发扬正能量,这是我们中华民族几千年留下的美德,如果今天我们丢失了他,日后一定会变成灾难返还给我们。

2. 负荆请罪的故事

负荆请罪是家喻户晓的故事,赵惠文王时期,秦国强势索要"和氏璧",蔺相如受命与秦国谈判,经过智慧与勇气的较量,蔺相如终于"完璧归赵",让赵惠文王龙颜大悦。第二年,秦王以赵国不与其一起攻打齐国为借口,对赵国开战,先后夺下两座城池,秦国想借此机会威胁赵国臣服于秦,逐约赵王渑池之会,赵王赴约之时廉颇送至国境边埋伏。蔺相如则陪同赴约,席间,秦王频频使赵王出丑,而蔺相如用胆识与智慧力挽狂澜,回国后赵王大悦,封蔺相如为上卿,官位在廉颇之上。

大将军廉颇知道此事后很不服气,认为蔺相如只不过是能说会道了点,官职就在我之上,并且蔺相如出生卑微,这让廉颇感到羞耻,见了面,一定好好羞辱蔺相如一番。此话传到蔺相如耳朵里,蔺相如在家闭门不上朝,若是见了廉颇的马车蔺相如就绕道而行，旁人见了皆以为是蔺相如怕廉颇，这时蔺相如却说："我连秦王都不怕，会怕廉将军吗？秦王之所以对我国有所忌惮，是因为外有廉颇，内有蔺相如，我之所以忍让，是将国家的安全放在首位，搁置私人恩怨啊！"此话传到廉颇耳朵里，他顿时羞愧难当，脱去上衣，露出上身，背着荆棘来到蔺相如门前请罪。后来两人相交于好，成了生死与共的好友。这就是对理解与包容最好的诠释。如果蔺相如没有一个宽广、博大的胸怀，恃宠而骄，与廉颇相互为敌，两人权利不相上下，你争我斗，不难想象，随着事态发展，会是一个如何结局。同样，如果廉颇不能理解蔺相如这样做的深意，听了蔺相如说了这番话以后仍旧认为是蔺相如胆小怕他，瞧不起曾是穷人出生的蔺相如，那么又将做出多少丢人现眼的蠢事。

3. 医疗工作中的相互理解很重要

在医疗工作中，护士作为医护患之间的纽带，在沟通与处理问题上，同样有很多地方存在需要理解与包容的问题。比如说，有的患者认为自己住院交了钱，就应该为我服务，我说什么你就应该听我的，殊不知，自己是来看病的，医生与护士是治疗疾病的主体，要与医护相互配合。患者主观想法太多，都按照自己的想法去做，觉得自己没问题，这个检查坚决拒绝，觉得那个检查太麻烦，要求换一种简单的方法，这是患者对医疗工作缺少理解。医护工作者对此类病人要包容，但要坚持原则，耐心说服他们。

护士劝说患者不能抽烟、喝酒，部分患者总觉得医务人员是骗他们的，心里默念："晚上陪老板吃饭，不喝酒你给我发工资？喝点酒我就不信真会出人命。"于是私自离院，大口吃肉、大碗喝酒、烟雾缭绕。第二天打针，还真出了人命，运气好抢救回来了，运气不好，一命呜呼。因为有些药物，如头孢类抗生素是绝对禁酒的，这样的事情在临床工作中并不少见。

4. 笔者的亲身经历

当然，医务工作者也应该多理解患者的难处，上班这么多年，笔者也是在最近母亲住院，外婆因为误诊手术以后，才能真正地理解患者及家属们的感受。虽然有的患者在医院不幸病逝，自己深感愧惜，有时也会默默在一旁哭泣，但是感同身受这几个字我也是成长了二十几年才明白，我们不论怎么开心或是悲伤，真的很难做到与当事人感同身受。因此，医生与护士也要站在患者与家属立场上对病人的要求与想法多加理解与包容，医患关系才会更和谐。

5. 怎样做到相互理解

医护人员在工作中，怎样才能成为一个真正为患者考虑、理解患者痛苦的人呢？首先肯定是急患者之所急，想患者之所想，把每一个患者都当成是自己的朋友，多站在患者的角度，患者提问或寻求帮助时，换个角度，把自己想成患者的家属，这时候你需要得到什么样的帮助？希望得到什么答复？按照这样想法去做，我想工作也一定会越做越好。

工作中还经常遇到"脾气不好"的患者,我们科室有的癌症患者,后期疼痛起来非常人所能忍受,有的不易控制情绪的患者恨不得"杀人"的心都有了,这时候对我们说一点过分的话,不配合我们治疗都是在所难免的,如果我们将这些话都记在心里,用行动向他们示威,那样医患关系一定只会越来越差。相反,我们能够理解患者的痛苦,语言温柔,安慰患者并及时向医生反映情况,应用相关药物,从根本解决问题,很多患者事后还是会向我们表达歉意,这样一来二往,大家在一个相对愉快的环境中工作和治疗不是双方受益吗?

还有,有的患者总认为医生没有给他做好手术,并且乱收费?其实我很想借这个平台坦诚地告诉大家,无德医生正如无德公民一样,哪里都有,但是我们接受的是生命所托,到了手术台,我们每一个医护人员一定是希望你手术成功,竭尽全力为你做好每一步治疗,直到你康复出院,因为这不仅是责任,更关系到整个医院的名声。话说到这里,笔者在这里倡导大家能改变一下自己的这种想法,医闹很多根源其实就在这里,不负责的医生是有,但是所有的医闹都是遇到了不负责医生吗?您不能接受患者的离去是可以理解的,但是解决问题有合理合法的途径。笔者在这里呼吁大家用合法途径解决问题,冷静处理,不要用"网络暴力"渲染事情经过,相互给对方一个公平公正的处理方式,同时也为其他患者提供一个良好的就医环境。

理解与包容,四个字说起来容易,可真正做到这是一个修心、修性、修德、修养的过程,笔者与大家一同成长,不论是在生活或是工作中,希望能变成自己想要的样子。

二、为什么要理解与包容

1. 网络事件浅析

2017 年 9 月,某医院急诊科为抢救患者时剪坏患者衣物遭家属索赔千元的新闻曾在医疗圈传得沸沸扬扬,网上也出来很多段子供大家娱乐消遣,笔者也在这里有一点不同的看法。首先,我们还原一下新闻内容:

2017 年 9 月 11 日下午,某三甲医院接收了一位昏迷不醒的患者,经过急救医生全力抢救,患者终于转危为安。然而患者的父亲几天后找到院方,称医生抢救儿子时剪掉了衣裤,导致其裤兜里的 500 元现金、身份证等物品遗失,并要求医院赔偿,最终医院急诊科赔偿给家属 1000 元。此医院在抢救患者中却因剪破衣物反遭索赔一事引发了网友热议。

有网友对患者父亲李先生让医院赔衣服的做法表示不解,甚至有网友认为患者家属此举让参与抢救的医生"心寒"。也有网友认为医生未经家属同意擅自扔掉衣物,导致患者财物损失,理应赔偿。

据参与抢救的夏医生回忆,这位患者姓李,是在工作时突然昏迷的,后被 120

急救车送到此医院。患者被送来时呼吸和心跳都已经停止了,由于情况非常紧急,参与抢救的医生第一时间为患者做了心肺复苏。

夏医生说:"常规的心脏复苏需要按压、输液、上呼吸机等等,当时患者体征不稳定,我们还上了体外循环膜肺机,这些操作都需要去除患者的衣服。"

夏医生告诉北京青年报记者,按照一般流程,剪掉后的患者衣物确实应该转交给家属或者陪同人员,但当时情况危急,剪开衣服后工作人员没发现重要物品,放在一边后就被工作人员丢进垃圾桶里了。"关于这件事情,我们确实存在工作上的疏忽。"

患者父亲在接受北京青报记者采访时表示,作为家属,他们对救护儿子的医护人员心存感激。但是医院随意丢弃患者衣物的行为本身就是不妥的,家属最终索赔的 1000 元也不是漫天要价。

新闻内容看完,想必每个人心中都会有自己的想法,有人会觉得,老父亲忘恩负义,医务人员拼命将他儿子从死亡线上拉回来,他却为了一千块钱不惜叫来警察给医院带来麻烦;有的人认为,救人就是你们的工作,但是为了救人剪衣服就不对了,你看当官的为人民做好事,拿点人民的钱,这合理吗?不能因为你做了好事就抹掉你做过的错事啊!网上看法各持己见,其实说的也未必没道理。但是我们反过来想,老父亲也说了,医务人员抢救他儿子,他非常感谢,治病花了十几万,砸锅卖铁也不会欠医院一分钱,但是一码归一码,随意丢掉衣物就是不对,这该赔。老人毕竟不是医务人员,他并不知道剪衣服与抢救有什么必然的联系,你不能因为你做了好事救了我儿子我就不找你们赔偿我的损失了。

然后是院领导了,愤然拒绝了老父亲的"不合理要求",认为剪掉衣服与抢救患者分秒必争,这非常合理。最后警察来了,经过调解,医院同意赔偿老父亲一千元,并立下字据。最后就是一群参与抢救,将患者从死亡线拉回来的医务工作者,面对患者家属的要求,他们义愤填膺、委屈心寒,没想到自己一份光荣的事最后惹来一身骚,在急诊室,大家凑齐了钱交给了老人。

其实我很意外,为什么这钱是医务工作者拿出来。说到底,医院规章制度肯定有待完善,医务人员剪掉衣服没有错,可是剪掉衣服后是否应该将所有东西包起来返还给家属?这样是不是也会减少纷争。医务人员处理衣服不妥,可是他们是医院职工,医院转嫁责任给医务人员,这没有法律依据,让大家受到不公平待遇,老人认为公事公办,其实也没错。

说到底就是理解与包容四个字的问题,这件事情在处理方面肯定是有不妥的,我们不能理解老父亲的想法,认为他"无良";我们不能包容医生剪掉衣服,认为他们做事"粗鲁";其实大家换个角度,理性出发,老人公事公办没有错;医务人员与死神赛跑,更没有错;那么错在哪里呢?制度的不完善与大家的情绪化判断是否也有相应的责任,这才是应该吸取的教训。

2. 理解与包容让世界更美好

理解与包容,让这个世界更美好,让每一个人多一份宽容去接纳身边的人和事,让很多复杂的问题变得简单,勇敢地承认自己的错误,接纳别人的优点与不足,生活就会变得简单而美好!工作氛围也会变得更愉快,工作效率显而易见。

3. 工作中的相互理解与包容

护士每天面临着医生、护士长、科主任、患者、家属等各种各样的角色,在保证自己工作圆满完成的同时,还要参与医院的各项检查、考试、业余活动等。因此,除了护理工作还要付出大量的精力参与本职工作以外的其他事情。所以在工作中偶尔难免会有疏漏,比如在通知患者检查时,患者由于年纪过大,当时也许听清楚了,可是过后会将你所说的内容忘得一干二净,导致第二天检查无法正常进行。如果前一天的护士刚好休息,则会给第二天护士带来工作的麻烦,脾气不好的免不了一顿抱怨,患者有时也会说是护士没有说清楚,或者根本没有说,发生这样的事情当班护士应该立即采取积极的补救措施,在最大范围内为患者提供服务,安抚患者情绪,而不是到处抱怨让患者及家属也产生不满,给自己当天工作带来负面情绪,也让前一班护士内心愧疚或委屈,这样得不偿失的做法是愚昧的。

4. 理解与包容的收获

护士小 A 刚上岗不久,在对患者静脉穿刺技术上不太熟悉,经常一个上午要花一个多小时为患者进行穿刺工作,并且穿刺失败率还很高,因此有不少的患者向护士长投诉小 A 技术太差,想换一个管床护士,护士长听到了患者的反映后,向患者解释新护士也需要成长空间,给他们一点时间,慢慢就会好起来的。在工作中还希望患者多多支持,提高小 A 的信心,相信过段时间一定会好很多,如果患者实在不愿意让小 A 进行穿刺,可以提前告诉她,会立即为他更换护士穿刺的。

同时护士长也有意观看小 A 的穿刺手法,在事后和小 A 一起讨论怎么样才能提高静脉穿刺成功率,还专门为小 A 联系输液室护士长,有时间就过去练习穿刺技术。在遭到患者投诉时,并没有一味责怪小 A,小 A 为此非常感动,工作兢兢业业,再苦再累也从不抱怨,怀孕时正是忙碌的季节,挺着大肚子坚持到九个月才回家休息。比起一味责怪,这位护士长的包容就像春风细雨一样温暖了护士们的心,避免让大家都心力交瘁的局面,还收获的一颗忠诚的心。

5.《圣经》的箴言

"爱你们的仇人,善待恨你们的人,诅咒你的要为他祝福,凌辱你的,要为他祷告。宽容者有着开阔的心胸,若是想获得心灵的完满与畅达,就用一颗宽容的心去对待别人吧!"

三、谈谈医护患矛盾之根源

人类文明社会的进步让大家对生活品质的要求越来越高,护理学迅猛发展,医疗科技日新月异,患者在对医疗技术高要求的同时,也对医疗服务品质也有着更高的要求。笔者根据自己的工作经验,和大家一起谈谈医护患矛盾之根源。

1. 医患矛盾浅析

医疗模式的转变,优质服务的开展,患者法律保护意识的增强,以患者为中心的服务理念深入人心,对医疗技术要求越来越高的同时,医患矛盾也逐渐开始生根发芽,成为人们饭前茶后的谈资。

(1) 医疗技术不扎实:年轻医生虽然理论知识丰富,但临床工作经验不足,在为患者诊治时缺乏相关临床经验,有可能耽搁患者病情,严重时甚至有生命危险。这直接导致了很多医患矛盾产生,患者花了钱,时间去了,人力、物力、财力都遭到了损失,病情却得不到有效的控制或者还朝严重的趋势发展,患者及家属情绪激动,直接激化矛盾。

(2) 接诊速度慢:三级医院门诊每天就诊量达到数万人,急诊每天就诊量数百人,医护人员配备不足导致工作量巨大,患者到达后等待时间久。一般患者认为自己病情较为严重,而到达医院后,医务人员已经见多不怪,接待速度缓慢,或者以更急患者优先等原因导致患者无法很快得到诊治,患者认为自己就诊时遭到怠慢,医护人员对自己病情不重视,导致就医者不满。

(3) 患者病情突然发生变化:很多病情变化的速度是平常人无法想象的,比如:腹主动脉瘤、肠扭转、心肌梗塞、脑梗、黄体破裂等,这些疾病发病突然,进展迅速,有的病情在未发病前和常人无异。如腹主动脉瘤未发病前一切正常,而在遭受剧烈腹部冲击或咳嗽等原因后动脉瘤发生破裂。当患者送达医院时,已经错过最佳抢救时期,可能已经没有生命迹象。家属来到医院后,对医院期望过高,而病情突然发生变化,无法到达家属期望,家属内心无法接受,激化医患矛盾。

(4) 治疗后病情没有好转:手术治疗存在风险,术中不可控因素较多,术中、术后恢复都受许多因素影响,手术费用少则一两万多则数万,如果患者花了钱最后人财两空肯定是无法接受的。术前谈话如果没有做好充分的介绍,那家属更是无法接受。不理智的家属有人大打出手,做出伤害医护人员的举动也偶有发生。当然有的家属也想趁此从医院捞一笔,减少损失,恶意敲诈医院获取不正当利益者也有之。

(5) 看病费用超出预期值:患者当然是希望花最少的钱看好病,特别是一些下岗人员及农民,住院报销比例低,对医疗技术的不信任,认为医生开贵的药,用贵的仪器,做不相关的检查,拿回扣等,他们对医疗费用承受能力本身就较低,对费用十分敏感。而现在公立医院也是自给自足,为了医院和科室的生存与发展,往往需要考虑适当的经济利益,这也激化了医患矛盾。

2. 护患矛盾浅析

优质护理服务从三级医院渗入二级乃至一级医院,以病人为中心的服务理念也渐渐家喻户晓,医院已经不光是一个靠技术生存的地方,而是技术加优质服务才能更好地发展。

(1)患者期待过高:护士工作量大,人员配备不足已经是医药卫生界都知道的情况,在工作忙碌时,一般以更需要帮助的患者需求优先。但是大部分患者被餐馆、酒店等诸多服务行业的五星服务态度习以为常,来到医院这个"高消费"的地方,也抱着同样高的要求。而巨大的工作量和一些工作细节不到位的护士会让患者对医院服务的印象大打折扣,从而引起不满意。

(2)医院没有可以上锁的储物柜:患者来到医院,手机、钥匙、钱、银行卡等各种贵重物品,一般患者来到医院放东西时都会找工作人员要钥匙,而一般柜子钥匙最多三把,患者容易弄掉或者私自带走造成开柜撬锁,带来不必要的麻烦,所以一般不为患者提供钥匙,贵重物品随身携带,无法满足患者要求。

(3)医院单人间配备不足:随着经济条件越来越好,大部分患者来到医院为了自己的隐私和生活便利,都要求住单人间,而医院为了创造更好的经济效益加上现在患者人满为患,走廊有时候还会加床,所以单人间配备有限,患者要求得不到满足,自然产生不满。

(4)技术操作不到位:患者入院,完善相关检查后,护士会为患者进行治疗,如:输液、皮下注射、肌肉注射、导尿、上胃管、吸氧、术前术后宣教等工作。

(5)护士没有细心解释:患者入院后,要求护士带患者熟悉病区环境,但是一般护士工作量大,忙碌的时候直接将患者带至病房测量生命体征后,然后通知管床医生查体,而患者对于环境一脸茫然,经常会询问护士开水房在哪里?床头灯怎么打开?微波炉怎么用?大小便标本留置好以后放在哪里?病房有蚊子?病房异味重?等一系列问题,非管床护士由于有很多自己患者的医嘱要处理,部分护士没有耐心细心解释,也不愿替患者解决问题,患者日常生活得不到满足,认为护士不关心自己,造成护患矛盾。

(6)探视制度:很多大型医院为了给患者更好的治疗和护理,开始规定家属探视时间,很多家属不按探视时间探视,在非探视时间家属来了以后也只能在病区外等候,有时候一等就是几个小时,有的家属性格急躁,开始不停地敲门;偶尔有的家属甚至砸门也是有的,这给护患之间带来极大的矛盾。

(7)工作中带个人情绪:由于个人修养、心理因素、文化因素、家庭因素等多方面原因,护士在生活中遇到了个人问题无法得到解决时,自己无法将工作和生活分开,无法进行角色转换,将个人情绪带入工作中,对患者言语攻击,行为上不尊重患者,患者满意度降低,护患矛盾升级。

3. 医护矛盾浅析

大部分科室医护之间是很好的搭档,很少产生矛盾,但是工作中难免有摩擦,有时候因为工作原因还是会有不愉快的事情发生。

（1）学历差距大:三级医院对于医生学历要求越来越高,很多临床科室都是研究生起步,博士在医院已经很多了。对护士要求也越来越高,近几年护士最低学历也要求统招大专以上,很多三甲医院在本科以上,但是之前上班的护士,有中专或者大专居多,不排除有部分医生认为自己学历高而看低护士,但是这种情况还是很少的,大部分医护之间关系很和谐,相互尊重。

（2）医生喜欢开口头医嘱:医护之间长期共事,熟悉了之后法律意识淡薄,在非抢救情况下喜欢让护士先执行"口头医嘱",如先给 XX 床肌肉注射一支胃复安 10 mg 缓解一下他呕吐情况,我换完这个药马上来开医嘱,一边是患者急切的催促,一边是忙碌的医生,护士如果这时候拒绝执行口头医嘱矛盾由此产生。

（3）护士工作不细心:很多患者在表达自己不舒服时,没有工作经验的护士第一个想到的就是直接叫医生查看患者,医生工作量大,忙碌之中查看患者,也许原因仅仅是因为痰没有咳出来,或者患者心理负担过重等原因,医生就会认为护士工作不细心,没有仔细询问患者,观察患者心理动态等。

4. 医务人员应做到全心全意服务

不论是医务人员还是患者,遇到问题都应该心平气和地解决,医务人员接待患者时应主动迎接,主动问好,说话亲近热情,查体认真细心,耐心地解决患者各种问题,如需患者等待,应说明原因,做好解释工作,谈话时关于费用问题解释清楚,关于病情遇到困难及时请上级医生协助,对于患者病情比较严重时,应先和家属沟通,是否告诉患者本人应由家属自己来决定,在告知家属时表情不要太兴奋,说话不要太随意,以免引起家属不满。同时,医务人员也应该努力提高自己业务水平,经常参加院内外学习,如有机会可进行院外进修,多向科室经验丰富的专家学习,参加各种技能大比武提升自己,扎实的医疗技术和亲切的服务态度是消除医患矛盾的坚实基础。当然,在必要的情况下医务人员也可以运用法律武器保护自己,防止自己合法权益和人身安全受到侵犯。

5. 作为患者应该做到理解与配合

作为患者,来到医院就医,应该相信医务人员,合理看待自己的身份,很多患者在家生病时都会在网上查阅相关知识,对自己病情大概"了解"一下,到了医院会指挥医生哪个该检查哪个不该检查,质疑怎么和网上说的不一样,对于经过治疗后效果不明显就质疑医生水平,更甚者开始拍照、录音等。其实个人认为如果不相信可以要求更换管床医生,或提出转院到更好的医院进行治疗。吵闹是不能解决问题的,只会增加矛盾与误会,如果医务人员的做法侵犯到患者时,也可以采取合适的途径解决问题。

四、人之初,性本善

三字经是一部家喻户晓的传统启蒙教材,是古代经典中最通俗易懂的文学著作,提到三字经,人们开口便是人之初,性本善,性相近,习相远,意思便是说人生下来,禀性都是善良的,只是后来受到了教育和生活环境的不同,导致了彼此的习性有了巨大了差别。所以人和人之间在最开始都是在同一心理状态。

伟大作家莎士比亚说:人生有如一块用善与恶的丝线交织成的布,我们的善行必须受到我们过失的鞭挞,我们的罪恶却又依赖我们的善行把它掩盖。所有人都不能轻易以善恶区分,因此,不要以为身边的人总是满满的恶意,也不要以为自己做错了事情就没有未来。

愿你在被打击时,记起你的珍贵,抵抗恶意;愿你在迷茫时,坚信你的珍贵,爱你所爱,行你所行,听从你心,无问西东。这个时代缺的不是完美的人,缺的是从自己心底里给出的真心、正义、无畏和同情。

同理,在医护患关系日益紧张的今天,是什么让一起又一起的医闹曝光在媒体面前,真的都是患者蛮横不讲理吗? 其实并不然,从古至今,求医,求的就是医疗,大部分人在就医时,都祈求医务人员能早点看好自己的病,所以在心理上,大部分患者都是客气的。那又是什么导致了矛盾的产生了,要将心比心,患者希望医务人员能尽快给自己提供最好的治疗,让自己早日康复,哪怕送点礼都无所谓,而大部分病情,医务人员已经见多不怪,当患者疼痛时不能设身处地的替他们着想,当患者不能接受这种治疗方式时,不能耐心细心给他们解释,矛盾一个个堆积,终有一日迸发出来,演变成越来越多的医疗纠纷场景。

每个人都有善良的一面,也有邪恶自私的自己,在关键时候,哪一个真实的自己站出来就变得尤为重要,当你愤怒的情绪不能得到控制时、黑暗的自己就变得强大,当你平静面对困难时,善良宽容的自己就变得强大起来。善良是一门无声的语言,盲人可以感受到,聋子也可以听见,他是这个世界最需要的一门语言,在命运生根发芽的开端、在人类开始进化的初始,灵魂是干净的那样纯粹与自然,它的芳香让多少古今中外文人雅士陶醉于此。而在这进步的时代,我们的眼界与思维愈发开阔,不得不将心底那份最初的善良小心翼翼地包裹起来,生怕被他人伤害。将一份善良传递下去,你就会收获两份喜悦,开心不要藏起来,播种开来就是满地黄金!

五、勇于直面内心,消除不良情绪

人非圣贤,孰能无过?

1. 什么是不良情绪

不良情绪是指一个人对客观刺激进行反映之后所产生的过度体验。焦虑、紧张、愤怒、沮丧、悲伤、痛苦、难过、不快、忧郁等情绪均属于不良情绪。

2. 不良情绪的产生

(1)当机体出现不良情绪萌芽时,不能及时将这种情绪化解排除,而是过分的沉浸在其中,不能自拔,我们将这种不良情绪称之为持久性不良情绪体验。

（2）当机体心理体验过于强烈,超出了一定限度,如产生狂喜、巨大精神创伤、过分激动等情绪,称之为过度性情绪体验。各种超常的情绪体验不论是对身体或心理方面都会对机体产生危害,其危害程度随着时间延长而加重,当然也因人而异。

3. 不良情绪的危害

当机体产生不良情绪不能及时化解时,不仅会给生活和社交功能带来影响,还会降低学习和工作的效率,当然还会给身体带来各方面的不适感。从心理上的不适转换为身体上的不适,引起身体不适,常见症状有头疼、胃肠道疾病、心血管疾病等。

4. 如何消除不良情绪

当身体产生不良情绪时,要积极勇敢的承认自己的这些情绪,并且学会管理自己的情绪,认识到自己为什么会有这些情绪？这些情绪来源于哪里？这些情绪会给自己带来什么影响？怎样化解自己的不良情绪？下面笔者为大家推荐常用的自己化解不良情绪的小方法。

（1）运动:这是最常用的排解不良情绪的方式,当机体产生大量不良情绪时,就会感觉消极怠倦,不想动也不想说话,只想一个人默默地待着,这时我们就应该要意识到再这样下去情况只会越来越糟糕,而化解方式就应该像到垃圾一样倒出去,戴上耳机,听自己喜欢的音乐;穿上自己喜欢的运动鞋,来一场与大自然的亲密接触,特别是在清晨,悦耳动听的鸟鸣、安静的湖水、微风徐来,所有的不快都会随着汗液一起随风飘散。

（2）做自己快乐的事:这也是一个化解不良情绪的好方法,当你自己认识到是什么事情让自己产生不良情绪后,就去做一件让自己感觉有意义又快乐的事情,比如来一场两天的短途旅行,或者找来自己的好友在家打打游戏,或者去唱唱歌顺便给自己录一首做个纪念……让自己心境坦然,提升自己的价值感,这些注意力转移的方法能让自己快速从不良情绪中解脱出来。

（3）找个地方大哭一场＋自我鼓励:在这里笔者鼓励两个方法一起进行,笔者心情非常不愉快已经到了一个临界值的时候,这个方法也试过。那就是在高考的时候,巨大的压力让笔者找不到合适的释放出口,以至于吃饭就开始呕吐,影响到身体健康,一次模拟考试下来更是消极到了极点。于是笔者请假回家,趁家里没人号啕大哭一场,哭完睡上美美地一觉,第二天早上起来感觉身体轻松不少,可是要面临的问题还是没有解决,这时候自我鼓励就开始派上用场了,我们要寻找到让自己勇敢面对当下的突破口,学会自我安慰和鼓励,找一些生活中的哲理和睿智的思想来安慰自己,不良情绪的化解一定会达到事半功倍的效果。

（4）找人倾诉或适当发泄:大部分人在产生不良情绪的时候,都会向自己的朋友倾诉,其实这是一种很好的排解方式,旁观者清,很多时候他们会给出一些适当的建议,让我们豁然开朗。当然有时候自己有不良情绪来源于周围的人或者事,我们应该适当进行发泄,告诉他人这样做会影响到自己让自己不愉快,合理解决问题可以减轻不良情绪对自己的危害,也可以防止不良情绪感染身边的人。但是适当的发泄不是过渡的发泄,不能任性胡闹,不分场所、时间、地点的发泄,不然既不能排解自己的不良情绪还会把不良情绪传染给他人,糟糕时还会影响自己的社交生活等。

(5)进食快乐的食物:据相关专家研究发现,人在情绪低落或携带消极情绪的时候进食快乐的食物有助于化解不良情绪,如香蕉里含有生物碱,可以提高信心和振奋精神;动画片里大力水手在遇到困难的时候进食菠菜后力大无穷,拥有无限力量。其实人在情绪低落的时候进食菠菜也可以让心情大好,减轻抑郁症的发生概率。

(6)学会管理自己的情绪。

应该说不良情绪人人都会有,我们尽量要做到"喜怒有常""喜不能得意忘形,怒不可暴跳如雷"。如果长期沉迷在不良情绪里不能自拔,不能合理的调控管理自己的不良情绪,任其发展,只会对自己的身心带来巨大的负面影响,所以学会管理自己的情绪是非常重要的。

5. 化解不良情绪的注意事项

及时化解不良情绪是非常有必要的,但是在排解不良情绪的同时,还应该要顾及别人的感受,尽量做到不给他人带来麻烦;不损害他人利益;不给社会制造麻烦;不在公众场所制造不便。不让自己成为他人的负担,不让自己成为别人印象中的"垃圾人",应该时刻谨记在心。

作为一名医务工作者,更应该学会化解自己的不良情绪,这样才能把更好的服务带给患者,才能让自己的工作更加出色。更多时候应该考虑到患者的难处和痛苦,若把生活中的负面情绪带到工作中,这样既降低了自己的工作效率,给自己带来不好的影响,更难以全身心投入自己的工作中,也不会把最佳的护理和康复机会带给患者。当患者因为治疗和疾病的痛苦带给医务人员时,希望医务人员也不用太放在心上,毕竟患者此刻正在遭受着你所没有遭受的痛苦,也许他们中有的人不久将离开人世,有的还不知道自己的明天会怎么样? 疾病的痛苦、金钱的拮据都让他们难受着,医务人员就是服务者,是健康的人群,多一些包容心和正能量,患者一定会感受到你们的温暖并发自内心的感谢你们。

作为一名患者,来到医院携带负面情绪很正常,有的疾病带来的痛苦和极差的预后也是常人所无法想象的,但不论自己此刻正经受着什么,旁人是没有义务来承担你们的负面情绪的,应该为自己的负面情绪找到合理的排解方式,如果出现了不合理的排解方式,也应该在自己心情好转以后找一个合适的时间为自己的所作所为表示歉意,和谐所产生的凝聚力是不可估量的。

6. 社会主义核心价值观是基本的做人准则

社会主义核心价值观是社会主义价值体系的内核,体现社会主义价值体系的根本性质和基本特征,反映社会主义价值体系的丰富内涵和实践要求,是社会主义价值体系的高度凝练和集中表达。

党的十八大提出,倡导富强、民主、文明、和谐,倡导自由、平等、公正、法治,倡导爱国、敬业、诚信、友善,积极培育和践行社会主义核心价值观。富强、民主、文明、和谐是国家层面的价值目标;自由、平等、公正、法治是社会层面的价值取向;爱国、敬业、诚信、友善是公民个人层面的价值准则,这24个字是社会主义核心价值观的基本内容。

社会主义核心价值观是基本的做人准则,坚持以人为本,尊重群众的社会地位,十八大召开以来,随着学习宣传先进典型活动在全国范围的深入开展,一批又一批充满时代感的先进分子涌现出来,为我们树立了一个又一个榜样,成为引领社会主义核心价值观的鲜艳旗帜,这种良好的道德品质体现在日常工作和生活中,把社会主义核心价值观的做人准则从细小落实。

习近平总书记指出:"如果一个民族、一个国家,没有共同的核心价值观,莫衷一是、行无依旧,那这个民族、这个国家就无法前进。"培养和弘扬社会主义核心价值观、教育引导是基础性工作。

社会主义核心价值观是做人的基本准则,这24个字是凝聚了传统文化之精髓,与儒家思想、文化保持一致。其中爱国、敬业、诚信、友善更是当代青年应时刻谨记在心的做人准则。

爱国:就是热爱我们的祖国,抵制一切有损国家利益和荣誉的事情,做一个有归属感的公民,为国家的成就而自豪,拥护国家的方针,与国家方针和利益保持一致。我们要认真学习、努力工作,把爱国主义精神落实到工作与生活中,传播给身边的每一个人,给成长中的青少年做好榜样。当然,爱国主义精神不是在嘴上朗朗上口,而是要落实到工作和生活中,努力做好自己的工作,不以事小而不以为然,站好自己每一班岗,服务好自己的每一位顾客或患者,不给他人带来不必要的麻烦,做一个遵纪守法的好公民。

敬业:敬业就是对自己所从事的工作和学习持一种负责的态度,严格遵守职业道德,专心致力于自己所学所作。敬业是能正确看待自己的工作,正确衡量自己所在岗位的职责、权利、利益关系等,树立正确的价值观,认同企业文化。正确的敬业精神应先具备以下几点:树立牢固的职业理想:每位职工都应该了解自己所在的岗位能给社会带来的影响,应该对自己的岗位负责,对自己的职位展开联想,升华职业价值,努力达到并超越给自己定下的目标。

自觉遵守职业纪律:自觉遵守自己所在岗位的职业纪律,绝不做有损企业利益和国家人民利益的事情，自觉遵守所在岗位和企业的规章制度，维护企业工作秩序的正常运行。

不断优化职业作风：职业作风是敬业精神的外在表现，良好的敬业精神决定着职业作风的优劣，而企业作风直接影响企业的形象、效益、信誉等。

提高工作技能：一个好的员工除了爱自己的企业和岗位，还应该具备扎实的企业技能，努力让自己成为企业的骨干，为企业和社会做出更大的贡献，与此同时，还应该带动企业其他员工共同参与进来，创造良好的学习氛围，一起为企业创造更利于社会的价值。

诚信：诚信是以人为本，中华上下五千年，诚实守信是好公民必不可少的代名词，无论是在工作、生意、生活、政治上想要有所作为，诚信是得到大家支持的首要条件，

诚信：是儒家的中心思想。诚信：以真诚之心，行信义之事。在武汉市道德模范中，就有这么一对家喻户晓的信义兄弟（武汉黄陂区孙水林兄弟）。

信义兄弟用行动告诉我们，什么是诚信、什么是信义、什么是责任、什么是担当。这是值得我们坚守和尊敬的品质，值得我们歌颂和学习的榜样。

友善：友善一般指在朋友之间亲近和睦，然而在交流越来越频繁的今天，友善已经不仅仅指朋友之间的相处了，他更是一种对待亲人、朋友、队友、对手乃至陌生人的一种态度。友善作为社会主义核心价值观一部分，应以现代社会公民的平等尊重、集体主义原则的宽容理解和为人民服务的助人为乐为三个基本要素构成它的基本内涵。

那么生活中我们怎样才能将友善融入我们的一言一行中呢？

友善是一个看起来很微小的一个词，但是要将它落实到我们一言一行中却是要时刻保持端正的心态才能做到，一时的友善是容易的，一世的友善确是要付出巨大努力的，将友善变成自己的一个习惯，融进自己的生命。友善是一种人生智慧，"与人为善，予己为善，予己为乐"。当我们把内心的友善变成简简单单的一个微笑的时候，让人与人之间的距离立刻拉近了，而不是拒人于千里之外，对他人微笑，同样也是对自己微笑，很多困难也就迎刃而解。

7. "医护患共同体"建立要靠全社会努力

建立和谐的医护患关系，减少医患纠纷已经是整个社会关注的一个话题，也是所有医院关注的重点之一，医护患的关系应该是相互尊重、相互学习、相互理解与帮助的一个关系。护士在从事医疗活动时与患者接触最多，他们的行为会影响到患者日后的健康恢复、战胜疾病的信心等，因此良好的沟通能力是建立良好护患关系的重要载体。弘扬南丁格尔精神，建立良好医护患关系是当下医院管理者非常重视的一个课题。

一切以患者为中心：一切以患者为中心、建立优质护理服务病区是大多医院

的行动宗旨。一切以患者为中心,把患者的需求放在第一位,为患者提供更方便、快捷、健全的医疗服务成为大小会议上谈论的话题之一。

当然建立和谐的医护患关系仅仅靠医生、护士的努力还是远远达不到目的的,"医护患共同体"的建立要靠全社会的共同努力。

让医疗有温度:多年前,一位年轻的医生患上了甲状腺疾病,由中国医学科学院著名颈外科专家屠归益为他主刀,手术非常顺利,当手术结束后,年轻医生醒来,屠教授低下身来:"对不起,让您受苦了。"这是屠教授经常和患者说的一句话,话语虽短,却让年轻医生感到非常震撼。原来医疗不仅仅是治好患难者的疾病,为患者带来最好的诊疗措施和护理治疗,而是要真真实实的让患者感受到医疗的温度,人性的关怀。有这样的医生为我们服务,还能有多不讲理的患者存在呢?

来自患者的温暖:冬天的大雪给大家带来欢乐的同时,也给交通、行人带来不便,在武汉市某医院,就上演了这样感人的一幕,大雪纷飞,寒冷彻骨,路面严重结冰,患者来到医院看病非常不便,一步一步走得小心翼翼。医院内来了一群志愿者,他们冒着严寒、踩着滑冰将积雪与坚冰一点一点地清理干净。人群中,除了年轻的志愿者,还有一些特殊的人群,他们就是患者的家属,记者走近了问,才知道这些家属自己的家人在住院部住院,他们给自己的家人安排好以后,自发主动下楼帮助年轻志愿者清理积雪,主要是考虑冬天室外温度低,大家一起把积雪清理干净志愿者们可以早点回家,上午十一点多,积雪就全部清理完毕,历时两小时。这个小小的举动让医务人员感到温暖无处不在,他们的行为不仅加快了寒冷冬天积雪与坚冰的清理,更是拉近了医务人员和患者的心。

(李雪)

第十一章　科技越发展,医学更先进

科学发展是永远无止境的,正因有了科学的进步才有技术革新与研制及创造新的科学仪器与工具。例如,我们的祖先最早提出"嫦娥奔上月亮",其后又有月亮上的男性——吴刚的辛勤劳动。但在科学不发达的时代只是幻想,可是随着科学技术的发展与发达,人类的幻想就变成了现实。早在20世纪70年代,美国宇航员就登上了月亮(月球)。

历史事实雄辩地证明了人类的智慧是永远开发不完的宝库,有学者认为人类的大脑功能现在还只开发了其中的一部分,还有很大的"处女地"有待开发与利用。正因为如此,到目前为止,宇宙间还只有人类的发展与进步才能推动科学技术的进步与发展,人类社会也随着科学技术的进步而发展与进步。

一、当今世界科技发展日新月异

当今世界,科学与技术的发展与进步是日新月异的,对于哲学家来说,他们的新理论与新观点可以促进人类社会的发展与变化。俗话说"只有想不到的,没有做不到的"。这是哲学家们对社会发展的贡献。

最可见的例证是每年的诺贝尔奖评定,在自然科学方面包括:物理学奖、化学奖、生理学或医学奖。在社会科学方面包括:文学奖、和平奖与经济学奖。

自然科学家们的新发现与新成就,主要体现在物质世界的发展与进步方面。他们的科学研究成果可以应用于各个不同的领域,使相应领域的发展增添新动能与力量。因此,医学科学也随之相伴发展与进步。

二、医学科学伴随着科技进步并肩发展

医学科学是一门多学科的综合性应用科学,也是一门造福于人类的科学。因此,医学科学的发展与其他科学技术的发展密切相关,也随着其他科学技术的发展而发展,可以说其他科学技术的发展促进了医学科学的发展与进步,两者是相伴而行、并肩发展与前进的。

仅从2011~2017年世界科学技术发展与进步的标志——诺贝尔奖中的物理学、化学、生理学或医学奖的评选结果可以看出每年都有新成就与新成果。这些新成就可能需要一定的时间周期才能应用到医学科学的领域,如物理学的新成

就。有的科学新成就立即就会应用到医学科学中去，如化学的新成就。还有的科学新成就本身就是从医学或生理学领域产生的新成就。

1. 物理学新成就应用于医学科学促进其发展

物理学新成就应用于医学科学实践中还有一个转化的过程，例如 2014 年科学家们的新成就——发明了蓝色发光二极管（LED），并因此带来的新型节能光源。如何应用到医学科学领域，还需要医学科学家与其他科学家们进一步研究与发展，并制出相关的医学仪器后才能考虑应用于医学临床上为病人的诊断与治疗作出贡献。所以还有一个时间周期性。

历史事实雄辩地证明，物理学的成就一旦应用于医学实践，就会大大地促进医学科学的发展与进步。例如，物理学家发现发 X 射线，就制造出了医用 X 光机、CT 机等等，大大提高了对某些疾病的诊断与治疗水平，造福于人类的同时也促进了医学科学的发展与进步。

2. 化学新成就应用于医学科学促进其发展

化学新成就应用于医学科学在某种程度来说比物理学新成就的应用更快些或更直接些。因为人体本身就是一个巨大而极其复杂的"化工厂"，例如各种物质源源不断地输进人体内，人体要将外来物质变成自身物质以供生长或维修组织；也要从外来物质中吸收能量以维持自身的活动与功能等。这一切都依靠体内各种生化反应来完成与实现。因此，化学方面的某些新成就直接或间接的为医学科学所利用，从而促进医学科学的发展与进步。

例如，2012 年科学家们发现了"G 蛋白偶联受体研究"这一新成就是与医学科学密切相关的，可以很好地为医学科学所利用。

再如，2015 年科学家们在 DNA 修复的细胞机制方面的研究新成就。可以说直接为医学实践提供了科学手段与方法及技术。

3. 生理学与医学新成就本身就是医学科学发展的体现

2011 年科学家在免疫学领域取得的研究成果，提供了对人体免疫系统的基本理解，对于借助疫苗探索癌症疗法至关重要。

2012 年科学家们在细胞核重新编程研究领域的杰出贡献新成就十分重要。所谓细胞核重新编程即将成年体细胞重新诱导回早期干细胞状态，以用于形成各种类型的细胞，应用于临床医学可诊治各种疑难疾病。

2013 年科学家们对细胞内机械运输机制的研究新成果。表明生物体中的每一个细胞都像一个工厂，会生产和输出许多物质，这些物质被包裹在囊泡内运输到细胞周围和细胞外。这说明，人可以认识和利用其规律。

2014 年科学家发现海马体中的位置细胞，它们可以以 θ 相移的方式显示临时编码。

2015 年中国科学家屠呦呦发现治疗疟疾的新疗法；爱尔兰科学家威廉·坎贝

尔与日本科学家大村智发现治疗血丝虫病新疗法。是对医学科学发展的直接贡献,使危害人类健康的两大类寄生虫病得到了有效治疗与控制。

2016 年日本科学家大隅良典发现了细胞自噬的机制。有利于对相关疾病的诊断、治疗与控制。

2017 年科学家们发现了"控制人体昼夜变化的分子机制"。对于维护人体健康是十分重要的,尤其是那些自认为"年轻力壮"而不好好按照生物钟规律工作与生活的人是一个最有说服力的科学成果。其实我们的老祖宗早在几千年前就认识到了人体"昼夜变化"规律,提出了"日出而作,日落而息"。由于当时科学水平的原因,未能将相关机制研究得如此清楚而已。

三、人类的智慧是无止境的

到目前为止,宇宙间还只有人类具有无穷无尽的智慧,因此,科学的进步与科技的发展都是人类智慧的结晶。

当然,社会的发展与进步还有社会科学家们,尤其是哲学家们的贡献与促进。一句话,社会是人类的社会,社会的发展与进步是人类共同努力的结果,更是人类聪明才智的结晶。

科学研究证明,人类的智慧是无止境。因为人的大脑功能至今还有相当部分未被完全开发与利用。也就是说,人类智慧的宝库中还有许多"金矿区"与"处女地"有待开发与利用。若将这些"金矿区"与"处女地"进一步开发与利用会对科学与技术的进步产生不可估量的作用与成就。

从每年诺贝尔奖评选中可以看出,新成就层出不穷就是一个佐证。其实诺贝尔奖评选出的科学与技术成果,就整个世界产生的新成就而言也是极小比例的,还有无数的、极好的新成就未被评上或未被评出。因为诺贝尔奖也存在学科的局限性,例如没有数学奖、植物学奖等等。再者诺贝尔奖相关学科获奖者人数是严格控制的,并且只颁给还健在的科学家,那些取得巨大成就而早逝者是与诺贝尔奖无缘的,但他们的成就仍然是辉煌的,对社会与科学技术的发展作用是不可磨灭的。他们是社会发展与进步的无名英雄及卓越贡献者。应该肯定诺贝尔本人就是一位推动社会进步与发展的伟大科学家与贡献者。

诺贝尔先生的伟大不仅是生前在自然科学方面的贡献,更在于他生前"遗嘱"中高瞻远瞩与世界观博大胸怀。他在"遗嘱"中规定:对于获奖候选人的国籍不予任何考虑,也就是说,不管他或她是不是斯堪的纳维亚人,谁最符合条件谁就应该获得奖金,我在此声明,这样授予奖金是我的迫切愿望……

这是世界大同与人类命运共同体的最好体现。前者是我国革命先驱孙中山先生所倡导的"世界大同"理念;后者是习近平总书记提出的"人类命运共同体"的新理念,这是多么的契合啊!

四、更先进的医学会更好地造福于人类

1. 器官移植技术挽救了无数垂危病人

简介:器官移植技术(Organ transplantation)是指将健康器官移植到另一个需要此器官的个体内,并使之迅速恢复该器官功能的手术。

器官移植的目的是代替因致命性疾病影响到某个器官而丧失功能的器官,只有通过器官移植才能使被移植个体重新拥有相应器官功能,并正常生活与工作。

器官移植在二十世纪以前一直是人类的梦想,在二十世纪初期,医学界对治疗那些身体某个器官功能严重衰竭的病人依旧束手无策。由于受种种客观条件的限制,器官移植在当时只是停留在动物实验阶段。到了五十年代,世界各地的医生开始进行人体试验,但由于不能很好地控制器官移植后的排斥反应,器官移植的效果不尽人意。这种情况一直延续到发明了免疫抑制药物—环孢素(新山地明)。环孢素的发明使移植后器官存活率大大提高,器官移植事业得到了飞速的发展,这是二十世纪尖端医学的重大成就之一。

目前临床上常用于移植的器官与组织包括:肾、心、肝、胰腺与胰岛、甲状腺、甲状旁腺、肺脏、骨髓、角膜、皮肤等。

从1954年肾移植在美国波士顿获得成功以来,人类已能移植除了人脑外几乎所有的重要组织和器官。其目的是用来自供体的好器官或组织替代病人损坏的或功能丧失的器官或组织。

1)器官移植发展概况

1954年,肾脏移植术在美国波士顿首次获得成功,此后的数十年里科学家与医学家进行了大量的相关器官移植,虽然遇到种种波折与困难,但前进的步伐从未停止,并且取得了一个又一个成功。器官移植的种类增多,被移植者的年龄不在受到限制。从而挽救了无数因器官衰竭而濒临绝境的患者,造福于全人类。

1970年,医学界科学家发现了组织相容性的类别之后,器官移植手术取得快速发展。英国的亚库布教授在近10年时间进行了1000例心脏移植手术,5年以上存活率约80%。

1989年,美国进行了世界首例心、肝、肾同时移植手术。日本东京女子医科大学的太田和夫教授成功地进行了首例异血型肾移植手术,将一个B血型母亲的肾脏移植到她的O血型儿子的身上。澳大利亚、英国、美国还进行了活供体肝脏移植手术,如把母亲肝的一部分移植给其肝损伤的孩子。奥地利因斯布鲁克市的赖蒙德·玛格赖特尔大夫及其医疗组对一位45岁男性病人进行了一次移植4个器官的手术并获得成功。这次移植的器官为胃、肝、胰腺和小肠,手术历时13个小时。

器官移植术发展迅速的一个重要原因是较好地解决了抗排异反应的问题。

1989 年,美国发明了高效能抗排异药物环孢菌素(FK 506)。此药可制止人体排斥异体器官,为同时移植几个器官创造了条件。

在解决移植器官不足的问题上,美、英学者还独辟蹊径,研究用少量肝细胞长成完整肝的方法,已取得很大成功。中国也先后为多名患者施行了胃、肝、心、肺、脾等移植手术,其中胰岛移植、甲状腺移植、肾上腺移植、胸腺移植以及睾丸移植等达到国际先进水平。

2)中国器官移植发展史

回眸二十世纪医学发展史,器官移植无疑是人类攻克疾病征程中一座屹立的丰碑。其中,肝移植又是难度最大的项目,这不仅要有高水平的外科队伍,同时要有相关学科的大量丰富知识,才能为晚期肝病的患者提供再生的机会。

1977 年 10 月,开展了国内第一例人体原位肝移植。

2000 年卫生部批准华中科技大学同济医学院(原同济医科大学)成立"器官移植研究所",中国科学院院士裘法祖教授任所长。开展器官移植的实验医学研究与临床应用研究相结合,创办了相关学术物刊《器官移植杂志》,在器官移植领域做出了卓越贡献。

2001 年 7 月,国内第一个施行劈离式肝移植。

2004 年 11 月,上海第一个开展小肠和肝脏的联合移植。

2004 年 12 月,国内第一例 7 个脏器的联合移植。

2005 年 7 月,国内第一例运用肝移植成功救治一名妊娠合并急性脂肪肝患者。

2005 年 9 月,上海第一个将胰、十二指肠切除术与肝移植结合。

2007 年中华人民共和国《人体器官移植条例》颁布实施,共 5 章 32 条。

器官移植涉及伦理、政治、文化、宗教等方面因素,随着中国走向法治化的改革进程,器官移植事业走向法治化是必然所趋。

从而使我国器官移植工作在法制化与正规化、程序化的轨道上运行,促进其健康高速发展。

3)器官移植术前准备

(1)血型及人类白细胞抗原(Human Leukocyte Antigen,HLA)的配型(器官移植手术前,主要的准备就是配型,配性决定了手术的成功与否)。

(2)受者的全身状况检查,以排除其他不利因素的干扰与影响,确保器官移植术的成功与移植后器官的成活及功能恢复。

4)当前器官与组织移植的分类

(1)根据器官或组织供者与受者情况分类如下。

①自体(身)移植:指移植物取自受者自身。对于自身某些部位组织或器官从原在部位通过手术方法转移到另一个部位的称为"自身移植"。

②同种异体移植:指移植物取自同种,但遗传基因有差异的另一个体。生物中同一种源之间将一个个体的器官移植到另一个体的方法。

③同系移植:指移植物取自遗传基因与受者完全相同或基本相似的供者,指生物学中同一个系列之间不同个体的器官相互移植。

④异种移植:指移植物取自异种动物。生物学中不同种类之间的器官移植。有学者研究将猪的心脏移植到人体,尚在研究与探索之中。

⑤劈离式移植:指将某个器官的一部分分离后移植到另一个体中。

⑥"多米诺"(骨牌)式移植:这是一种新型的移植技术,而有待研究与完善。其操作方法:例如病人 A 需要移植肺脏而心脏健康,病人 B 需要移植心脏,这时出现捐献者 C 可以同时捐献心脏和肺脏,由于心肺联合移植成功率更高,所以可以考虑将 C 的心脏与肺脏都移植给 A 病人,同时将 A 病人的心脏移植给 B 病人。

(2)根据器官移植于受者体内的部位分类如下。

①原位移植:将供者器官移植于该器官在体内的原来解剖部位,叫作原位移植,必需先切除受者原来有病的器官,如原位肝移植。

②异位移植(辅助移植):将供者器官移植于受者非原来的部位,而移植于其他位置则称为异位移植或辅助移植,原来的器官可以切除也可以保留。

(3)根据受者接受相同器官的次数分类:若移植的器官丧失功能,还可以切除,并施行再次、三次甚至多次移植。

单次移植:指受者是第一接受器官移植。

二次移植:指受者是第二次接受相同器官移植。

多次移植:指受者是第三次接受相同器官移植。

(4)根据一次移植器官数分类如下。

①单器官移植:指一次为受体移植一个器官。

②联合移植:指一次为受体移植 2 个器官。一次移植两个器官的手术叫作联合移植,如心肺联合移植。

③多器官移植:同时移植 3 个以上器官的手术叫多器官移植。

5)器官移植的成功率

器官移植是活性移植,要取得成功,技术上有 3 个难关需要突破。

(1)移植的器官一旦植入受者体内,必须立刻接通血管,以恢复输送营养的血液及时供应,使细胞与器官保证存活。

(2)切取的离体缺血器官在常温下短期内(少则几分钟,多则不超过 1 小时)就会死亡,不能用于移植。而要在如此短促的时间内完成移植手术往往是难以做到的(除非供体与受体同时手术)。因此,要设法保持器官的活性,这就是器官保存。方法是降温和持续灌流,因为低温能减少细胞对养分的需求,从而延长离体器官的存活时间,灌流能供给必需的营养。

克服排异反应,是移植器官存活与发挥功能的关键

6) 供者器官分配原则——计算机自动分配器官

我国制定了"器官移植试行规定"对器官的分配进行了规定,要求捐献器官必须通过中国人体器官分配与共享计算机系统进行分配。以患者病情紧急度和供受者匹配程度等国际公认的客观医学指标对患者进行排序,由计算机自动分配器官。当然,若为亲属之间捐献器官移植则不在此规定之列。

7) 器官移植应用前景广阔

进入 20 世纪 80 年代后,由于外科技术的进步、保存器官方法的改进、高速交通的发达、移植中心的建立,特别是新的副作用少、效力强大的免疫抑制剂如环孢素 A 和单克隆抗体 OKT3 的应用,器官移植的疗效大为提高,最新问世的免疫抑制剂为 FK506 作用更显著。

现在常用的移植器官有肾、心、肝、胰腺与胰岛、甲状旁腺、心、肺、骨髓、角膜、小肠、肾上腺、胸腺、睾丸以及肝细胞、胎肝细胞、脾细胞输注等。

存活 10 年以上者成批出现,许多人恢复工作,结婚、生育一如常人。心、肝移植 1 年存活率分别达 90% 和 80% 以上,最长存活有已 20 年,工作、生活均甚满意。胰腺移植已出现 8 年以上有功能存活者,适用于治疗 I 型糖尿病。

"一串性器官群移植"适用于腹部器官恶性肿瘤伴有腹腔淋巴转移者。中国在带血管胚胎甲状旁腺移植、胚胎胰岛移植以及带血管异体脾移植、肾上腺移植等方面积累了丰富经验。

8) 组织移植

指各类组织包括皮肤、脂肪、筋膜、肌腱、硬膜、血管、淋巴管、软骨和骨髓的移植。移植后组织的功能并不决定于移植组织内的细胞,而仅仅依靠移植物组织所提供的机械结构:支持性基质和解剖网络,使来自受者的同类细胞得以在此定居。

9) 伦理问题

器官移植中主要的伦理学问题是提供器官的供者是在什么情况下提供的器官:是否自愿或事先有无同意捐献器官的意愿? 是否供者可以不需要这个器官而保持其生活质量? 抑或供者已经不再需要所提供的器官? 答复如果都是肯定的,器官移植就可视为符合伦理学。

10) 器官移植术对医学发展的贡献

半个世纪以来,移植学作为一门独立的医学学科历经坎坷,达到了今天的临床应用阶段,使得成千上万因器官功能衰竭的终末期患者重获新生。

移植医学不愧是 21 世纪医学奇迹之一,并且不断向其他医学领域扩展和挑战。半个世纪的器官移植医学对人类的贡献如下。

(1) 发现人类及各种常用实验动物的主要组织相容性抗原系统,并明确主要组织相容性复合物(MHC)为移植治疗的基本障碍。

（2）各类器官移植外科技术的发展和完善以及各种显微外科移植动物模型的建立和应用。

（3）免疫抑制剂的开发和临床应用，使器官移植得以成为稳定的常规治疗手段。

（4）从细胞水平到亚细胞水平，直到 DNA 水平不断深入的基础研究，为揭示排斥机理、寻求用药对策打下了基础，使临床诊断及治疗水平达到了新的高度。

（5）对新型疾病的认识和挑战，如移植物抗宿主病、微嵌合体与自身免疫性疾病的关系等。

（6）基因治疗在移植学中的应用有可能预示用克隆技术开发无抗原性生物器官替代物的兴起。曾有人提出移植学的最终出路在于免疫耐受和异种移植，而现在则有倾向于生物工程器官更具有一箭双雕的可能性。

11）排斥反应的类型

（1）宿主抗移植器官的反应。

受者对供者组织器官产生的排斥反应称为宿主抗移植物反应（HVGR）根据移植物与宿主的组织相容程度，以及受者的免疫状态，移植排斥反应主要表现为三种不同的类型。

①超急排斥：超急排斥反应，一般在移植后 24 小时发生。

②急性排斥：急性排斥是排斥反应中最常见的一种类型，一般于移植后数天到几个月内发生，进展迅速。

③慢性排斥：慢性排斥一般在器官移植后数月至数年发生，主要病理特征是移植器官的毛细血管床内皮细胞增生，使动脉腔狭窄，并逐渐纤维化。慢性免疫性炎症是导致上述组织病理变化的主要原因。

（2）移植物抗宿主反应。

如果免疫攻击方向是由移植物针对宿主，即移植物中的免疫细胞对宿主的组织抗原产生免疫应答并引起组织损伤，则称为移植物抗宿主反应（GVHR）。

GVHR 的发生需要一些特定的条件：①宿主与移植物之间的组织相容性不合；②移植物中必需含有足够数量的免疫细胞；③宿主处于免疫无能或免疫功能严重缺损状态。

2. 试管婴儿技术给千万个不孕不育家庭带来幸福

简介：试管婴儿是体外受精－胚胎移植技术（简称 IVF－ET）的俗称，其实质是分别将卵子和精子取出后，置于体外培养液内使其受精，再将胚胎移植回母体子宫内发育成胎儿直至产出的全过程。

最初由英国产科医生帕特里克·斯特普托和生理学家罗伯特·爱德华兹合作研究成功，该技术引起了世界科学界的轰动。

1978 年 7 月 25 日，全球首个试管婴儿在英国诞生。

罗伯特·爱德华兹因此获得了 2010 年诺贝尔生理学或医学奖。

（1）第一个"试管婴儿"路易丝·布朗 40 岁。

世界上第一个"试管婴儿"路易丝·布朗是伴随体外授精技术的发展而来的，最初由英国产科医生帕特里克·斯特普托和生理学家罗伯特·爱德华兹合作研究成功。"试管婴儿"一诞生就引起了世界科学界的轰动，被称为人类生殖技术的一大创举，也为治疗不孕不育症开辟了新的途径。

（2）"试管婴儿"技术发展历史。

1978 年世界上第一个试管婴儿在英国诞生，被称为人类医学史上的奇迹。通常情况下是将精子与卵子放在同一个培养基中，让它们自然结合，即所谓的"常规受精"。但由于各种原因，会出现受精失败。社会上将 IVF—ET 技术成功诞生的试管婴儿称为"第一代试管婴儿"。

1992 年比利时的 Palermo 医师在人类成功应用了卵浆内单精子注射（缩写为 ICSI），这项技术可以解决常规受精失败的问题，因此提高了 IVF—ET 的成功率。ICSI 对重度少精与弱精者以及需要从睾丸取精的男性不育症患者的治疗，具有里程碑的意义。社会上将 ICSI 技术成功诞生的试管婴儿称为"第二代试管婴儿"。

近年来，许多 IVF—ET 医学中心开展了胚胎着床前遗传病诊断（缩写为 PGD），对于患有某些特殊染色体异常或遗传性疾病的夫妇，可以通过 PGD 技术，对胚胎进行多个染色体筛查，以找到正常的可以移植的胚胎，这项技术叫 PGD。选择正常的胚胎植入子宫内，从而获得健康的后代。社会上将 PGD 技术成功诞生的试管婴儿称为"第三代试管婴儿"。

总之，"试管婴儿"可以简单地理解成由实验室的试管代替了输卵管的功能而称为"试管婴儿"。研究显示，一个周期治疗后的妊娠率在 40％左右，出生率稍微低一点。

3. 做"试管婴儿"的适应症

在医学科学领域里，做任何治疗都要考虑病人的相关条件，医学术语称为"适应症"。做试管婴儿也不例外，要符合做试管婴儿的条件（适应症）。首先是身体条件，其次是其他条件。

（1）夫妻结婚 2～3 年因女方输卵管病变引起的不孕症者。只要卵巢功能正常就可以接受做试管婴儿治疗，使之有成为母亲的可能性。

（2）做试管婴儿女性要具备的条件：为了能让试管婴儿移植过程中能更好地提高成功率，女性需要进行前期的身体检查，以具备相关身体条件才能进行。

（3）夫妻结婚 2～3 年因男方精子原因引起的不育不孕症者。

对于少数男性因种种原因，如输精管阻塞，或精子质量太差（少精症、劣精症等）造成的不育症者可以做试管婴儿。

（4）做试管婴儿男性需具备的身体条件：试管婴儿手术成功与否，关系着很重要的因素是男方的精子质量，如果精子本身存活率低，做试管婴儿也没有用。

（5）做试管婴儿合法证件条件：做试管婴儿的条件之一就是合法性，不孕不育夫妇需要具备结婚证、夫妇身份证及准生证，还需要双方一致同意才能做试管婴儿。

（6）做试管婴儿费用条件：试管婴儿的费用也是不得不考虑的条件，因为试管婴儿属于医学上的尖端技术，相应的费用就会很高。

（7）心理准备：对于不孕不育夫妻来说，多年的求子心切是可以理解的。对于做试管婴儿的技术来说，虽然操作规程与程序是成熟与一致的，但各个生殖医疗中心也有大同小异，其成功率也不尽相同。成功率一般可能在 $30\%\sim50\%$，其中包括：体外受精成功率、胚胎移植成功率、妊娠成功率等。因此，夫妻都要有心理准备。

4. 试管婴儿发育的基本过程

（1）促排卵治疗：由于不是每个卵子都能受精，不是每个受精卵都能发育成有活力的胚胎，因此要从女性体内获得多个卵子，才能保证有供移植的胚胎，这就需要对女性进行促排卵治疗。

（2）取卵：妇产科医生在 B 超引导下，应用特殊的取卵针经阴道穿刺取出成熟的卵泡，吸出卵子。

（3）体外受精：精子的获取：当女性取卵时，男性进行取精。精液经过特殊的洗涤过程后，将精子与卵子放在特殊的培养基中，使其自然结合。

（4）胚胎移植：受精后数日，当受精卵发育到一定程度后，医生通过子宫颈将其移入母体子宫。

（5）黄体支持治疗：由于应用了促性腺激素释放激素（GnRH）激动剂/拮抗剂和促排卵药物，以及取卵导致的卵泡颗粒细胞的丢失，妇女在取卵周期通常存在黄体功能不足，需要应用黄体酮和/或绒毛膜促性腺激素（HCG）进行黄体补充/支持治疗。

（6）妊娠的确定：在胚胎移植后 14 天测定血清 HCG，确定是否妊娠。在胚胎移植后 21 天再次测定血清 HCG，以了解胚胎发育的情况。在胚胎移植后 30 天经阴道超声检查，确定是否宫内妊娠，有无胎心搏动。

5. 可能出现的并发症

总的来讲，IVF-ET 技术是安全的，但也可能会出现一些并发症。

（1）卵巢过度刺激综合征（OHSS）：由于多个卵泡生长，导致体内一些因子发生改变，使得血管内液体漏到腹腔，甚至引起胸腹水。发生率约为 10%。

（2）取卵造成的其他损伤：①膀胱损伤，患者可以出现血尿，通常通过留置尿管，进行膀胱冲洗，可以达到止血的目的。②偶尔会穿刺到肠管或盆腔内血管。③卵巢出血：少数情况下被穿刺的卵巢会持续出血，有时甚至需要开腹止血。④

盆腔感染。⑤卵巢扭转：由于促排卵治疗导致多个卵泡生长，或取卵后形成多个黄体囊肿，使卵巢明显增大，此时当妇女活动过度或改变姿势过于迅速时，会导致卵巢扭转。⑥多胎妊娠，由于移植多个胚胎到子宫，因此导致多胎妊娠率显著高于自然妊娠，约为 25%～30% 左右。对于 3 胎或 3 胎以上妊娠者，必须进行减胎。⑦宫外孕：一般人群宫外孕的发生率为 1%～2.5%。接受 IVF-ET 治疗并不能防止宫外孕的发生。相反，接受 IVF-ET 治疗的妇女宫外孕的发生率高于一般人群，为 2%～4%。

6. IVF-ET 技术的成功率

IVF-ET 技术治疗成功率一般用临床妊娠率进行判定，即临床妊娠周期占胚胎移植周期的比例，而临床妊娠是指胚胎移植后 28～30 天阴道超声观察到宫腔内妊娠囊。不同的 IVF-ET 中心成功率有差异，多数中心每个移植周期的成功率可达 30%～50%。

影响 IVF-ET 成功率的因素有很多，女性年龄、不孕的病因、IVF-ET 中心实验室质量等都是影响成功率的因素。

（1）年龄是影响 IVF-ET 成功率的重要因素，随年龄增长，卵子数量减少，质量下降，受精率下降，妊娠率明显降低，流产率增加。41～42 岁妇女 IVF-ET 的妊娠率为 12%，42 岁以上的妇女每个移植胚胎的活产率仅为 5.9%，43 岁以上妇女的流产率达 50%。

（2）输卵管积水显著降低胚胎着床率和妊娠率，使妊娠率下降 50%。

（3）子宫异常：如子宫内膜息肉、子宫内膜炎、既往手术或炎症（结核最常见）导致子宫内膜损伤，都可以影响胚胎着床。

总之，试管婴儿的成功率取决于很多方面，主要包括有医院设施条件、医生技术水平、患者自身条件（如年龄、子宫和卵巢）等，其中 以女方年龄的影响最为显著。调查显示，在 25～35 岁的女性中，试管婴儿的成功率要高于 30%～40% 的平均水平，但是到了 35 岁以后成功率 逐渐下降，到 40 岁就只能达到 20% 左右。

7. 经 IVF-ET 技术产生后代的安全性

总的来讲，IVF-ET 技术诞生的后代是健康与安全的。当然，也会产生出生缺陷情况，其发生率是很低的，大约是 2%～4%。

8. 卵胞浆内单精子注射技术(ICSI)在什么情况下施行

单精子卵胞浆内注射(ICSI)是伴随 IVF-ET 的一种特殊的受精方式，是把单个精子直接注入卵细胞中，辅助受精的一种技术，英文缩写为 ICSI。

ICSI 的适应证：①需要经睾丸或附睾取精子者、男性重度少精子或弱精子者通常需采用 ICSI 进行受精；②既往 IVF-ET 常规受精失败者可能需要通过 ICSI 受精（不是绝对的）；③对于一些不明原因不孕的夫妇也可以考虑采用 ICSI 的方式进行受精；④既往有异常受精，如多精受精的病史者。

9. 着床前胚胎遗传学诊断技术(PGD)在什么情况下施行

植入前遗传学诊断(PGD)是在体外胚胎送入子宫前对配子或胚胎的遗传物质进行检测分析,检测配子或胚胎是否有遗传物质异常的一种早期产前诊断方法;通过 PGD,将检测正常的胚胎进行移植,以避免相关遗传病的发生。

PGD 的适应证:①性连锁遗传病;②单基因相关遗传病;③染色体病;④染色体数目和结构异常;⑤可能生育异常患儿的高风险人群。

10. 胚胎冷冻与冻融胚胎移植如何进行

对 IVF-ET 多余的胚胎进行冷冻,以备以后移植,可以增加 IVF-ET 的累积妊娠率,并可大大节省费用。有时,当有严重 OHSS 风险,或因其他原因不宜进行胚胎移植时,会冷冻保存所有的胚胎。因此,胚胎冷冻及冻融胚胎移植已经成为IVF-ET 治疗中不可或缺的方法。

胚胎冷冻及冻融胚胎移植有一套严格控制的程序与操作规程,每一个步骤都必须严格控制才能保证成功率。

11. 克隆技术对医学发展的促进与贡献

克隆是英文"clone"的音译,是利用生物技术由无性生殖产生与原个体有完全相同基因后代的过程。科学家把人工遗传操作动物繁殖的过程称为"克隆",这门生物技术叫克隆技术,含义是无性繁殖。

1) 克隆技术简介

克隆技术,是由同一个祖先细胞分裂繁殖而形成的纯细胞系,该细胞系中每个细胞的基因彼此相同。

"克隆"一词最早出现于 1903 年,后被引入园艺学,从此以后逐渐应用于植物学、动物学和医学等方面。

广泛意义上的"克隆",其实在人们的日常生活中经常遇到,只是没叫它"克隆"而已。在自然界,有不少植物具有先天的克隆本能,如番薯、马铃薯、玫瑰等插枝繁殖的植物。

动物的克隆技术,则经历了由胚胎细胞到体细胞的发展过程。

一个细菌经过 20 分钟左右就可一分为二;一根葡萄枝切成十段就可能变成十株葡萄;仙人掌切成几块,每块落地就生根;一株草莓依靠它沿地"爬走"的匍匐茎,一年内就能长出数百株草莓苗……凡此种种,都是生物靠自身的一分为二或自身的一小部分的扩大来繁衍后代,这就是无性繁殖,无性繁殖的英文名称叫"Clone",译音为"克隆"。

人类对科学的追求是永无止境的,鱼类,两栖类克隆的成功自然而然地使科学家把目光投向了哺乳类。

1996 年 2 月 27 日出版的英国《自然》杂志公布了爱丁堡罗斯林研究所威尔莫特等人的研究成果:经过 247 次失败之后,他们在前年 7 月得到了一只名为"多莉"

的克隆雌性绵羊。

"克隆羊"的诞生,在世界各国引起了震惊,它难能可贵之处在于置换进去的是体细胞的核,而不是胚胎细胞核。这个实验结果证明:动物体中执行特殊功能、具有特定形态的所谓高度分化的细胞与受精卵一样具有发育成完整个体的潜在能力。也就是说,动物细胞与植物细胞一样,也具有全能性。

2)无性繁殖与克隆

无性生殖是指未经两性生殖细胞结合的生殖方式或者自然的无性生殖方式(如植物)。在动物界也有无性繁殖,不过多见于非脊椎动物,如原生动物的分裂繁殖、尾索类动物的出芽生殖等。

克隆就是通过一定的生物技术手段,将一个多细胞生物制作成在遗传上与其生物特征完全一致的个体。克隆可以是自然克隆,例如由于偶然的原因产生两个遗传上完全一样的个体(像同卵双生一样,但同卵双生人的基因有时有细微的不同)。不过,通常所说的克隆是指通过有意识的科学设计来产生完全一样的复制品(如人工克隆)。

克隆技术的设想是由德国胚胎学家于1938年首次提出的,1952年,科学家首先用青蛙开展克隆实验,之后不断有科学家利用各种动物进行克隆技术研究。由于该项技术几乎没有取得进展,研究工作在20世纪80年代初期前一直处于低谷。后来,有人用哺乳动物胚胎细胞进行克隆取得成功,才又使这种新型科技成果成为一个方兴未艾的研究领域。

1996年7月5日,英国科学家伊恩·维尔穆特博士用成年羊体细胞克隆出一只活产羊,给克隆技术研究带来了重大突破,它突破了以往只能用胚胎细胞进行动物克隆的技术难关,首次实现了用体细胞进行动物克隆的目标,实现了更高意义上的动物复制。

研究克隆技术的目的是为了找到更好的办法改变家畜的基因构成,培育出成群的能够为消费者提供可能需要的更好的食品或产生任何化学物质的动物。

3)克隆技术的发展

克隆技术的基本过程是先将含有遗传物质的供体细胞的核移植到去除了细胞核的卵细胞中,利用微电流刺激等高科技手段使两者融合为一体,产生一个"新细胞",然后促使这个新细胞分裂繁殖发育成胚胎,当胚胎发育到一定程度后,再植入动物子宫中,使动物怀孕并产下与提供细胞者基因相同的动物。这个过程中如果对供体细胞进行基因改造,那么无性繁殖的动物后代基因就会发生相同的变化。

克隆一个生物体意味着创造一个与原先的生物体具有完全一样遗传信息的新生物体。

克隆技术,已经经历了三个发展时期:

第一个时期是微生物克隆,即用一个细菌很快复制出成千上万个和它一模一样的细菌,而变成一个细菌群。

第二个时期是生物技术克隆,比如用遗传基因—DNA 克隆。

第三个时期是动物克隆,即由一个细胞克隆成一个动物。克隆绵羊"多利"是由一头母羊的体细胞克隆而来,使用的便是动物克隆技术。

4) 克隆技术在生物学上的应用

在生物学上,克隆技术通常用在两个方面:克隆一个基因或是克隆一个物种。克隆一个基因是指从一个个体中获取一段基因,然后将其插入。

对于高级动物,在自然条件下,一般只能进行有性繁殖,所以要使其进行无性繁殖,科学家必须经过一系列复杂的操作程序。在 20 世纪 50 年代,科学家成功地应用无性繁殖出一种两栖动物—非洲爪蟾,揭开了细胞生物学的新篇章。

英国和中国等国家在 20 世纪 80 年代后期先后利用胚胎细胞作为供体,"克隆"出了哺乳动物。到 20 世纪 90 年代中期,我国已用此种方法"克隆"了老鼠、兔子、山羊、牛、猪、马 6 种哺乳动物。

1996 年 7 月 5 日,英国科学家克隆出一只基因结构与供体完全相同的小羊 Dolly(多利),这是克隆技术的一个巨大贡献,世界舆论为之哗然。

为什么其他克隆动物的诞生并未在世界上产生这样大的影响呢? 这是因为其他克隆动物的遗传基因来自胚胎,且都是用胚胎细胞进行的核移植,不能严格地说是"无性繁殖"(因为胚胎细胞本身是一个精卵结合的细胞)。另一个原因,胚胎细胞本身是通过有性繁殖的,其细胞核中的基因组一半来自父本,一半来自母本。而"多利"的基因组,全都来自单亲,这才是真正的无性繁殖。因此,从严格的意义上说,"多利"是世界上第一个真正克隆出来的哺乳动物。

97 年 2 月 23 日,英国苏格兰罗斯林研究所的科学家宣布,他们的研究小组利用山羊的体细胞成功地克隆技术是科学发展的结果,它有着极其广泛的应用前景。在园艺业和畜牧业中,克隆技术是选育遗传性质稳定品种的理想手段,通过它可以培育出优质的果树和良种家畜。

克隆技术在不断发展与进步,而且成果也在不断创新。至 1999 年底,全世界已有 6 种类型细胞——胎儿成纤维细胞、乳腺细胞、卵丘细胞、输卵管/子宫上皮细胞、肌肉细胞和耳部皮肤细胞的体细胞克隆后代成功诞生。

2000 年 6 月,中国西北农林科技大学利用成年山羊体细胞克隆出两只"克隆羊",但其中一只因呼吸系统发育不良而早夭。据介绍,所采用的克隆技术为该研究组自己研究所得,与克隆"多利"的技术完全不同,这表明我国科学家也掌握了体细胞克隆的尖端技术。

在不同种间进行细胞核移植实验也取得了一些可喜成果,1998 年 1 月,美国威斯康星—麦迪逊大学的科学家们以牛的卵细胞为受体,成功克隆出猪、牛、羊、鼠和猕猴五种哺乳动物的胚胎,这一研究结果表明,某个物种的未受精卵细胞可以同来自多种动物的成熟细胞核相结合。虽然这些胚胎都流产了,但它对异种克隆的可能性做了有益的尝试。1999 年,美国科学家用牛卵子克隆出珍稀动物盘羊的胚胎;我国科学家也用兔卵子克隆了大熊猫的早期胚胎,这些成果说明克隆技术有可能成为保护和拯救濒危动物的一条新途径。

公驴配母马可以得到杂交优势特别强的动物——骡,骡不能繁殖后代,那么,优良的骡如何扩大繁殖? 最好的办法也是对骡进行"克隆";我国的大熊猫是国宝,但自然交配成功率低,因此已濒临绝种。如何挽救这类珍稀动物?"克隆"为人类提供了切实可行的途径。

5)克隆技术在医学上的应用

在医学领域,目前美国、瑞士等国家已能利用"克隆"技术培植人体皮肤进行植皮手术。这一新成就避免了异体移植可能出现的排异反应,给需要植皮治疗的病人带来了福音。

1997 年 4 月 4 日,上海市第九人民医院整形外科专家在世界上首次采用体外细胞繁殖的方法,成功地在白鼠上复制出人耳,为人体缺失器官的修复和重建带来希望。

克隆技术还可用来大量繁殖许多有价值的基因,如治疗糖尿病的胰岛素,有希望使侏儒症患者重新长高的生长激素和能抗多种疾病感染的干扰素等等。

克隆技术会给人类带来极大的好处,例如,英国 PPL 公司已培育出羊奶中含有治疗肺气肿的 a-1 抗胰蛋白酶的母羊。这种羊奶的售价是 6 千美元一升。一只母羊就好比一座制药厂,用什么办法能最有效、最方便地使这种羊扩大繁殖呢?最好的办法就是"克隆"。

克隆动物还对研究癌生物学、研究免疫学、研究人的寿命等都有不可低估的作用。

不能否认,克隆绵羊的问世也引起了许多人对"克隆人"的兴趣,例如,有人在考虑,是否可用自己的细胞克隆成一个胚胎,在其成形前就冰冻起来。在将来的某一天,自身的某个器官出了问题时,就可从胚胎中取出这个器官进行培养,然后替换自己病变的器官,这也就是用克隆方法为人类自身提供"配件"。

利用克隆技术可以用在抢救珍奇濒危动物、扩大良种动物群体、提供足量试验动物、推进转基因动物研究、攻克遗传性疾病、研制高水平新药、生产可供人移植的内脏器官等都是研究重要课题,都会为人类健康发挥重要作用。当然,但如果将其应用在人类自身的繁殖上,将产生巨大的伦理危机。

近期,英国研究人员第一次成功在活生物体内培育出了可以正常过滤宿主血液并产生尿液的人类肾组织,这可能成为肾病治疗史上一个重大突破。

这一成果有望为全球数以百万计的肾病患者提供透析和换肾以外的新疗法。

6）克隆的生物进展史

绵羊：1997 年，多利（Dolly）。

猕猴：2000 年 1 月，Tetra，雌性。

猪：2000 年 3 月，5 只苏格兰小猪。

牛：2001 年，Alpha 和 Beta，雄性。

猫：2001 年底，CopyCat，雌性。

鼠：2002 年。

兔：2003 年 3～4 月分别在法国和朝鲜独立地实现。

骡：2003 年 5 月，爱达荷 Gem，雄性；6 月，犹他先锋，雄性。

鹿：2003 年，Dewey。

马：2003 年，Prometea，雌性。

狗：2005 年，韩国首尔大学实验队，史努比（Snoopy）。

猪：2005 年 8 月 8 日，中国第一头体细胞克隆猪。

7）关于传统道德与伦理学的争论

（1）克隆人，当前被认为是违反伦理学而被许多国禁止的。

克隆人与被克隆人之间的关系也有悖于传统的由血缘确定亲缘的伦理方式。所有这些，都使得克隆人无法在人类传统伦理道德领域里找到合适的安身之地。

（2）克隆人只是科学成果，如何应用是人类如何掌握它。

中国科学院院士何祚庥曾说："克隆人出现的伦理问题应该正视，但没有理由因此而反对科技的进步"。人类社会自身的发展告诉我们，科技带动人们的观念更新是历史的进步，而以陈旧的观念来束缚科技发展，则是僵化。

就克隆技术本身而言，"治疗性克隆"将会在生产移植器官和攻克疾病等方面获得突破，给生物技术和医学技术带来革命性的变化。

有学者认为，治疗性克隆的研究和完整克隆人的实验之间是相辅相成、互为促进的，治疗性克隆所指向的终点就是完整克隆人的出现，如果加以正确的利用，它们都可以而且应该为人类社会带来福音。

科学从来都是一柄双刃剑。但是，某项科技进步是否真正有益于人类，关键在于人类如何对待和应用它，而不能因为暂时不合情理就因噎废食。

克隆技术确实可能和原子能技术一样，既能造福人类，也可祸害无穷。但"技术恐惧"的实质，是对错误运用技术的恐惧，而不是对技术本身的恐惧。目前，世界各国对克隆人的态度多有"暧昧"，英国曾以超过三分之二的多数票通过了允许克隆人类早期胚胎的法案；而在美国、德国、澳大利亚，也逐渐听到了要求放松对治疗性克隆限制的声音。可以说，哪一个国家首先掌握了克隆人的技术，就意味着这个国家拥有了优势和主动，而起步晚的国家可能因此而遭受现在还无法预测的损失。

克隆人被复制的只是遗传特征,而受后天环境诸多因素影响的思维、性格等社会属性不可能完全一样,即克隆技术无论怎样发展,也只能克隆人的肉体,而不能克隆人的灵魂,而且,克隆人与被克隆人之间有着年龄上的差距。因此,所谓克隆人并不是人的完全复制,历史人物不会复生,现实人物也不必担心多出一个"自我"来。

尽管克隆研究取得了很大进展,目前克隆的成功率还是相当低的。如"多利"出生之前研究人员经历了 276 次失败的尝试。

"多利"出生后的年龄检测表明其出生的时候就上了年纪。她 6 岁的时候就得了一般老年时才得的关节炎。这样的衰老被认为是细胞端粒的磨损造成的。

然而,研究人员在克隆成功牛后却发现它们实际上更年轻。分析它们的端粒表明它们不仅是回到了出生的长度,而且比一般出生时候的端粒更长。

有关"克隆人"的讨论提醒了人们,科技进步是一首悲喜交集的进行曲。科技越发展,对社会的渗透越广泛深入,就越有可能引起许多有关的伦理、道德和法律等问题。在此用诺贝尔奖获得者,著名分子生物学家 J·D·沃森的话来说:"可以期待,许多生物学家,特别是那些从事无性繁殖研究的科学家,将会严肃地考虑它的含意,并展开科学讨论,用以教育世界人民。"

8)关于克隆的利和弊权衡

克隆技术的利与弊是指对生物学而言,也就是克隆在生物学界,甚至于包括人类的克隆所产生的利与弊将是怎样的。

(1)克隆技术的利表现在以下几方面:①在体外受精技术中,医生常常需要将多个受精卵植入子宫,以从中筛选一个进入妊娠阶段。但许多女性只能提供一个卵子用于受精。通过克隆可以很好地解决这一问题。这个卵细胞可以克隆成为多个用于受精,从而大大提高妊娠成功率。② 克隆实验的实施促进了遗传学的发展,为"制造"能移植于人体的动物器官开辟了前景。培育优良畜种和生产实验动物;生产转基因动物。③ 克隆技术也可用于检测胎儿的遗传缺陷。将受精卵克隆用于检测各种遗传疾病,克隆的胚胎与子宫中发育的胎儿遗传特征完全相同。④ 克隆技术可用于治疗神经系统的损伤。成年人的神经组织没有再生能力,但干细胞可以修复神经系统损伤。生产人胚胎干细胞用于细胞和组织替代疗法。这种核移植法的最终目的是用于干细胞治疗,科学家们称之为"治疗克隆"。⑤克隆技术复制濒危的动物物种,保存和传播动物物种资源。克隆技术在基础研究中的应用也是很有意义的,它为研究配子和胚胎发生,细胞和组织分化,基因表达调控,核质作用等机理提供了工具。

(2)克隆技术的弊表现在以下几方面:① 克隆将减少遗传变异,通过克隆产生的个体具有同样的遗传基因,对同样的疾病都具有敏感性,一种疾病就可以毁灭整个由克隆产生的群体。② 克隆技术的使用将使人们倾向于大量繁殖现有种群中最有利用价值的个体,而不是按自然规律促进整个种群的优胜劣汰。从这个意义上说,克隆技术干扰了自然进化过程。③ 克隆技术是一种昂贵的技术,需要大量的金钱和生物专业学者的参与,失败率非常高。"多利"就是 277 次实验唯一的成果。虽然现在发展出了更先进的技术,成功率也只能达到 2%～3%。④ 转基因动物提高了疾病传染的风险。⑤ 克隆技术应用于人体,将导致对后代遗传性状的人工控制。这是很多伦理学家所不能接受的。⑥ 克隆技术也可用来创造"超人",或拥有健壮的体格却智力低下的人。而且,如果克隆技术能够在人类中有效运用,男性也就失去了遗传上的意义。克隆技术对家庭关系带来的影响也将是巨大的。

总之,任何科学技术都有两面性,也就是"一柄双刃剑",用好了造福于人类,用偏了则会损伤人类自身,这就靠具有无穷智慧的人类如何来掌握它、利用它、控制它。正如原子能一样,制成原子弹可以毁灭人类;将原子能用于发电可以造福于人类。

9) 中国克隆技术领先世界水平

作为新世纪的尖端科学,克隆技术从它诞生的那一刻起就吸引了众多世人的目光。作为世界最大的发展中国家,中国一直在致力于前沿科学的研究。据目前的状况来看,克隆作为新兴的技术在中国得到前所未有的关注而且硕果累累。

(1) 2000 年 6 月 16 日,由西北农林科技大学动物胚胎工程专家张涌教授培育的世界首例成年体细胞克隆山羊"元元"在该校种羊场顺利诞生。同年 6 月 22 日,第二只体细胞山羊"阳阳"又在西北农林科技大学出生。2001 年 8 月 8 日,"阳阳"在西北农林科技大学产下一对"龙凤胎",表明第一代克隆羊有正常的繁育能力。

据介绍,2003 年 2 月 26 日,克隆羊"阳阳"的女儿"庆庆"产下千金"甜甜",2004 年 2 月 6 日"甜甜"顺利产下女儿"笑笑"。"阳阳"家族实现四代同堂。这不仅表明第一代克隆羊具有生育能力,其后代仍具有正常的生育能力。

(2)、不久前,在河北农业大学与山东农业科学院生物技术研究中心联合攻关下,中国的科技人员通过名为"家畜原始生殖细胞胚胎干细胞分离与克隆的研究"实验课题,成功克隆出两只小白兔——"鲁星"和"鲁月"。

之后,中国广西大学动物繁殖研究所成功繁殖体形比普通的兔子大的克隆兔。因为兔子与人类的生理更加接近,克隆兔的成功诞生,有助于人类医学研究。

(3) 2002 年 5 月 27 日,中国农业大学与北京基因达科技有限公司和河北芦台农场合作,通过体细胞克隆技术,成功克隆了国内第一头优质黄牛——红系冀南牛。这头名为"波娃"的体细胞克隆黄牛经权威部门鉴定,部分克隆技术指标达到国际水平。此次成功克隆,对保护我国濒危物种具有深远影响。

(4) 2002 年 10 月 16 日中午,中国第一头利用玻璃化冷冻技术培育出的体细胞克隆牛在山东省梁山县诞生。

这是中国首例利用玻璃化冷冻技术培育出的第一头体细胞克隆牛。在此之前，中国一直沿用的是鲜胚移植技术，尚未有利用冷冻技术克隆成功的先例。

10）世界首只体细胞克隆猴在中国诞生，将造福于人类

中国科学院公布，世界首只体细胞克隆猴"中中"于2017年11月27日诞生，10天后第二只克隆猴"华华"诞生。克隆的"中中"和她的妹妹"华华"在中国诞生近两个月！国际权威学术期刊《细胞》于2018年1月25日以封面文章形式在线发布该项成果，这意味着中国科学家成功突破了现有技术无法克隆灵长类动物的世界难题。

（1）克隆猴成功意味着中国科学家研究成果世界领先。

中科院神经科学研究所研究员孙强说："中国将率先建立起可有效模拟人类疾病的动物模型。"利用克隆技术，未来可在一年时间内，培育出大批遗传背景相同的模型猴。这既能满足脑疾病和脑高级认知功能研究的迫切需要，又可广泛应用于新药测试。

中科院神经科学研究所所长蒲慕明院士说，克隆猴的成功，将为脑疾病、免疫缺陷、肿瘤、代谢疾病等的机理研究、干预、诊治带来前所未有的光明前景。"这是世界生命科学领域近年来的重大突破。"

（2）克隆猴虽然十分艰难曲折，但中国科学家攀登到了顶峰。

从第一只克隆羊到第一只克隆猴，历时21年。期间，各国科学家先后克隆出牛、鼠、猪、猫、狗等多种动物 但对猴子的克隆一直无能为力。

克隆猴团队负责人研究员孙强介绍，克隆猴主要有三个难点。

难点之一，是细胞核不易识别，"去核"难度大。

难题之二，是卵细胞容易提前激活。

难题之三，是体细胞克隆胚胎的发育成功率低。

经过5年不懈努力，这个团队成功突破了这个世界生物学前沿的难题。成功地完成了世界上首只克隆猴，通过DNA、指纹鉴定，"中中"和"华华"的核基因组信息与供体体细胞完全一致，证明姐妹俩都是"正宗的克隆猴"。

（3）克隆猴意义重大，将对人类健康做出更大贡献。

中国科学院院士蒲慕明说："克隆非人灵长类动物的唯一目的是服务人类健康，但科研人员不考虑对人类进行相关研究。"

科学家认为，由于猴子与人在基因方面非常相近，克隆猴研究对于开发治疗人类疾病的新疗法等将会起到巨大的促进作用。

中科院院长白春礼表示，除了在基础研究上有重大意义外，此项成果也将推动我国率先发展出基于非人灵长类疾病动物模型的全新医药研发产业链，为应对我国人口健康领域的重大挑战做出贡献。

(4) 克隆使术的应用必须戴上伦理学与法律的金箍,人类要管控自己。

成功克隆在基因上与人类最接近的灵长类动物猴子,这个重大创新性成果着实令人兴奋。不少闻之者不由得欢呼起来——猴子都能克隆,下一步是不是就能…… 看来长命百岁不是梦了!

不!"克隆非人灵长类动物的唯一目的是服务人类健康,但科研人员不考虑对人类进行相关研究",中国科学家坚守科学伦理底线的回答铿锵有力。

神话与科学的分界就在于,神话可以天马行空,科学必须坚守伦理与法律。

到底是该支持治疗性克隆、禁止生殖性克隆,还是该全面禁止。众说纷纭。

在这个问题上,我国的态度历来十分明确:中国政府反对生殖性克隆、支持治疗性克隆。人的生殖性克隆也就是"克隆人",违反了人类繁衍的自然法则。损害人类作为自然人的尊严,会引起严重的道德、伦理、社会和法律问题。同时,生殖性克隆和治疗性克隆的研究高度相关 就像隔着一层"窗户纸"。允许治疗性克隆,必须防止有人把这层"窗户纸"捅破。这就需要科研人员严守道德底线,不随意使用"幻化之术",同时需要严格立法,把治疗性克隆置于严格监管之下,常念"紧箍咒"——牢记伦理学与法律的"金箍",切莫越雷池一步!

由于克隆人可能带来复杂的后果,一些生物技术发达的国家,现在大都对此采取明令禁止或者严加限制的态度。美国前总统克林顿说:"通过这种技术来复制人类,是危险的,应该被杜绝!"我国政府与科学家都明确表示,反对进行克隆人的研究,而主张把克隆技术和克隆人区别开来。

第十二章　医疗文书(病历)是医护患的纽带与证据

一、病历是医疗卫生工作的法律文书

1. 病历文本的形成及保管

病历是关于病人诊治疾病情况与健康检查情况的文件资料,包括病人本人或他人对其病情的主观描述和医务人员对患者的客观检查结果与对病情的分析、诊疗过程、治疗措施和疾病转归情况的记录,以及与之相关的具有法律意义的文书、单据等。

病历是医疗卫生机构工作人员在医疗服务过程中形成的书面产物,是极其重要的医疗信息档案。作为原始的、真实的、客观的疾病诊疗经过的证明或证据,是维护患者和医务人员、医疗机构的合法权益的载体。

病历一般分为"门诊病历"与"住院病历"。门诊病历基本上都由病人自己保管,复诊时带往医院就诊。住院病历一律由医院保管,若再次住院需要参考时可以从病历档案科(室)查阅。因此,一个病人在同一个医院只有一个住院号。

《医疗纠纷预防和处理条例》第 15 条规定"医疗机构及其医务人员应当按照国务院卫生主管部门的规定,填写并妥善保管病历资料。因紧急抢救未能及时填写病历的,医务人员应当在抢救结束后 6 小时内据实补记,并加以注明。任何单位和个人不得篡改、伪造、隐匿、毁灭或者抢夺病历资料。"

大型医疗机构(医院)设有病历档案科,中小型医院设有病历档案室负责收集、整理、归档、保存、查阅、复印病历等功能。住院病历档案要求保管 30 年。

2. 病历的法律地位与作用

国务院 2018 年颁布实施的《医疗纠纷预防和处理条例》中有关"病历"的条文有 6 条(第 15、16、23、24、25、47 条),占 11% 的比例,可见病历档案的重要性与法律地位。

第 16 条规定"患者有权查阅、复制其门诊病历、住院志、体温单、医嘱单、化验单(检验报告)、医学影像检查资料、特殊检查同意书、手术同意书、手术及麻醉记录、病理资料、护理记录、医疗费用以及国务院卫生主管部门规定的其他属于病历的全部资料。患者要求复制病历资料的,医疗机构应当提供复制服务,并在复制的病历资料上加盖证明印记。复制病历资料时,应当有患者或者其近亲属在场。医疗机构应患者的要求为其复制病历资料,可以收取工本费,收费标准应当公开。"

第24条"发生医疗纠纷需要封存、启封病历资料的,应当在医患双方在场的情况下进行。封存的病历资料可以是原件,也可以是复制件,由医疗机构保管。病历尚未完成需要封存的,对已完成病历先行封存;病历按照规定完成后,再对后续完成部分进行封存。医疗机构应当对封存的病历开列封存清单,由医患双方签字或者盖章,各执一份。病历资料封存后医疗纠纷已经解决,或者患者在病历资料封存满3年未再提出解决医疗纠纷要求的,医疗机构可以自行启封。"

第45条"医疗机构篡改、伪造、隐匿、毁灭病历资料的,对直接负责的主管人员和其他直接责任人员,由县级以上人民政府卫生主管部门给予或者责令给予降低岗位等级或者撤职的处分,对有关医务人员责令暂停6个月以上1年以下执业活动;造成严重后果的,对直接负责的主管人员和其他直接责任人员给予或者责令给予开除的处分,对有关医务人员由原发证部门吊销执业证书;构成犯罪的,依法追究刑事责任。"

第47条"医疗机构及其医务人员有下列情形之一的,由县级以上人民政府卫生主管部门责令改正,给予警告,并处1万元以上5万元以下罚款;情节严重的,对直接负责的主管人员和其他直接责任人员给予或者责令给予降低岗位等级或者撤职的处分,对有关医务人员可以责令暂停1个月以上6个月以下执业活动;构成犯罪的,依法追究刑事责任:(四)未按规定填写、保管病历资料,或者未按规定补记抢救病历;(五)拒绝为患者提供查阅、复制病历资料服务;(七)未按规定封存、保管、启封病历资料和现场实物。"

3. 特殊情况下病历资料的合理使用

除涉及对患者实施医疗活动的医务人员及医疗服务质量监控人员外,其他任何机构和个人不得擅自查阅患者的病历资料。

在特殊情况下,必须办理相关的法定手续才能查阅。

医疗机构病历档案科(室)可以受理下列人员和机构查阅或者复制病历资料的申请:患者本人或其代理人;死亡患者近亲属或其代理人;保险机构。

公安、司法机关因办理案件需要查阅、复印或者复制病历资料时,医疗机构应当在查验公安、司法机关出具查阅或采集病历资料的法定证明文书及执业公务人员的有效身份证件后予以协助。

二、病历的分类

病历是医务人员在医疗过程中形成的文字、符号、图表、影像、切片等资料的总和,包括门(急)诊病历和住院病历。

1. 门诊病历

现今各医院使用的病人在门(急)诊就诊及检查过程的记录称为门诊病历,多由病人自己保管与携带。其内容包括患者姓名、性别、年龄、工作单位或住址、药物过敏史,病程记录、化验单(检验报告)、医学影像学资料等。

门(急)诊病历分首诊和复诊。封页上的患者姓名、性别、年龄由患者如实填写。首诊页的姓名、性别、年龄、工作单位或住址及联系电话、职业、民族、婚否、药物过敏史,由医生询问病人后填写。

在门诊部的诊治过程中医生会注明:科别、门(急)诊时间、主诉、现病史(发病时间、主要症状、伴发症状、诊治经过等)、既往史、体检(阳性体征及必要的阴性体征)、辅助检查结果、初步诊断、治疗意见和医师签名。

门诊病历也有各式各样的,但都大同小异,一般包括:医疗机构通用病历、单位医疗机构病历、体检病历等。

门诊病历的作用仅供患者在医院门诊部就诊时使用。若是省级"通用门诊病历"可在全省范围内的医疗机构(医院)使用。若是某个单位医疗机构(医院)的门诊病历只能在此单位的医疗机构(医院)使用。

2. 住院病历

住院病历在患者第一次入住医院住院部进入所收治疗的科室建立,从医生在门诊诊疗中决定病人应住院治疗后,并开具"入院证"开始。

住院病历是患者整个住院诊疗过程中的病情及诊治记录。患者在每一次住院诊疗中的病情都要进行详细记录。住院病历一般可分为五个部分:病历首页、医疗部分、检验记录、护理记录、各种辅助诊治的证明资料。

一份完整的住院病历的一般顺序如下(每一项不是每一份合格住院病历都必须具有,只有在诊治疗过程中发生过并需要记录才会产生)。

(1) 住院病历首页。

(2) 出院小结(或死亡记录)。

(3) 入院记录。

(4) 病程记录。

(5) 死亡讨论(死亡病历)。

(6) 产前检查、产程图、分娩记录、产后记录(产科病历)。

(7) 术前讨论记录(术前小结)。

(8) 手术或操作知情同意书。

(9) 授权委托书。

(10) 麻醉术前访视单、麻醉知情同意书。

(11) 手术安全核查单。

(12) 手术清点单。

（13）内镜消毒灭菌登记表。

（14）麻醉记录。

（15）手术记录。

（16）病理报告((7)~(16)手术患者病历)。

（17）输血治疗知情同意书。

（18）特殊检查(特殊治疗)同意书。

（19）放疗/化疗同意书、放化疗记录。

（20）会诊记录、病危(重)通知书。

（21）病情谈话记录。

（22）影像检查报告单。

（23）化验单。

（24）发血单。

（25）医嘱(临时医嘱、长期医嘱)。

（26）体温单。

（27）自费医疗药品同意书。

（28）护理记录。

（29）新生儿记录单、体温单、医嘱单、筛查单(产科与新生儿科病历)。

（30）其他(外院出院小结、检查结果、入院证等)。

其中(1)、(2)、(3)、(4)、(24)、(25)、(26)项是每一份病历中必须具备的要件。

住院病历分为主观病历和客观病历,除病程记录、死亡讨论、会诊记录、术前讨论记录外都是客观病历,目前国家规定主观病历不可以复印。

住院病历是医疗信息资料库,国家规定由医院病案科统一长期保管,医生和患者需要时,经病案科审核后提供原件或复印件。诊断证明是由医生开给患者,住院发票、费用明细清单是财会部门开具给患者自行保管的,病历中一般不会存档。

在住院病历首页上下列项目是十分重要的,也可以说是负责制或者说是法定规定:科主任、主任(副主任)医师、主治医师、住院医师、责任护士、质控医师、质控护士必须认真审核后慎重签上自己的名字与日期。若在教学医院还有:进修医师、实习医师等也要在相应项目上签字,以示负责。因此,病历称为医疗卫生工作的"法律文书"。

住院病历的作用及其法律地位,已经在上文中述评。

若患者是第二次或其后若干次住同一医院诊治不同疾病或相同疾病都只用一个"病历号",出院后该次住院的病历与前次住院病历合并管理。

三、病历的作用

1. 病历是医护患相互联系的纽带与桥梁

在医疗诊治过程中,医生和护士必须记录患者病情每天发生、发展及转归过程,记录与本次病情有关的身体检查及常规的体格检查情况,记录观察患者体征变化等情况,住院患者的病程信息在时间上往往具有连贯性,医护工作者随时形成病历文书。医生、护士在这个过程中会与患者及家属沟通疾病诊治与身体状况、分享检查信息、探讨治疗方案,以便取得患者及家属的理解与配合。

2. 病历是疾病诊断与治疗疾病的法律文书

病历是医疗活动中真实的客观的历史记载,是法定的医疗文件,是具有法律效力的材料,是各项医疗纠纷调解与法律诉讼的书证。

病历是医护人员执行医疗行为的记录,同时,它能客观地反映病人患病的全部经过——病情轻重、诊治情况、伤残程度、健康恢复情况、思维能力以及丧失劳动能力的程度等。病历也是医护人员证明自己医疗行为正确、合法的依据,并且也是对医护工作者的医疗质量、服务态度进行评判的资料。(大型综合性医院会对病历的质量定期进行内部质量监控)

2002 年 9 月 1 日起施行的《医疗事故处理条例》与 2018 年 10 月 1 日起实施的《医疗纠纷预防和处理条例》中各相关款项体现了病历的作用和医护工作者的法律责任。因医疗机构工作人员失职或故意造成的病案修改或丢失,不但可能使患者的权益受到侵害,而且也可能使医护人员的合法权益受到损害。经查证后必须承担相应的法律责任。《医疗纠纷预防和处理条例》第 15 条规定"医疗机构及其医务人员应当按照国务院卫生主管部门的规定,填写并妥善保管病历资料。因紧急抢救未能及时填写病历的,医务人员应当在抢救结束后 6 小时内据实补记,并加以注明。任何单位和个人不得篡改、伪造、隐匿、毁灭或者抢夺病历资料。"

3. 病历是今后诊治疾病的重要参考资料

病历中信息丰富,尤其是住院病历是从患者开始办理住院手续到出院的全部过程,是医护人员、营养师、住院处及结账处、病案科的工作人员相互协作,对患者所做的咨询、问诊、检查、诊断、治疗和其他服务过程医疗信息的积累,这种积累使每个患者的医疗信息记录都具有一定的连续性。

病历中除了当次住院患者客观病情的检查、影像资料、住院治疗手段、用药情况外,还有患者出院时状况、诊断、评判治疗、支持诊断的全部资料,并记录最后的诊断与治疗结果以及出院后的注意事项。患者此次病历成为他整个身体健康档案中的重要组成部分,对其今后身体再次出现状况时可以对比或借鉴,同一疾病可以参考连续治疗或治疗方案调整,其他疾病可以参考相互关联或支持治疗。

4. 病历是处理医患纠纷的依据

新公布的《医疗纠纷预防和处理条例》第 2 条"本条例所称医疗纠纷,是指医患双方因诊疗活动引发的争议。"医疗纠纷的产生是医患双方对医疗结果及其原因在认识上发生分歧与争议,双方为维护自己的权益,当事人提出追究责任或赔偿损失,从而必须经过人民调解委员会或行政调解方能解决的医患纠葛。若调解不成功,也可进行司法诉讼解决。

发生医患纠纷时,双方都要维护自身权益。患者的权益是多方面的,如隐私权、知情同意权、诉讼权以及对医疗机构的监督权等。医护工作者在执业活动中享有的权利是人格尊严、人身安全不受侵犯。

关于医疗纠纷的处理原则,从 2018 年 10 月 1 日起,严格执行《医疗纠纷预防和处理条例》。第 4 条"处理医疗纠纷,应当遵循公平、公正、及时的原则,实事求是,依法处理。"第 5 条"县级以上人民政府应当加强对医疗纠纷预防和处理工作的领导、协调,将其纳入社会治安综合治理体系,建立部门分工协作机制,督促部门依法履行职责。"第 6 条"卫生主管部门负责指导、监督医疗机构做好医疗纠纷的预防和处理工作,引导医患双方依法解决医疗纠纷。司法行政部门负责指导医疗纠纷人民调解工作。公安机关依法维护医疗机构治安秩序,查处、打击侵害患者和医务人员合法权益以及扰乱医疗秩序等违法犯罪行为。财政、民政、保险监督管理等部门和机构按照各自职责做好医疗纠纷预防和处理的有关工作。"第 29 条"医患双方应当依法维护医疗秩序。任何单位和个人不得实施危害患者和医务人员人身安全、扰乱医疗秩序的行为。医疗纠纷中发生涉嫌违反治安管理行为或者犯罪行为的,医疗机构应当立即向所在地公安机关报案。公安机关应当及时采取措施,依法处置,维护医疗秩序。"第 30 条"医患双方选择协商解决医疗纠纷的,应当在专门场所协商,不得影响正常医疗秩序。医患双方人数较多的,应当推举代表进行协商,每方代表人数不超过 5 人。"

总之,协商解决医疗纠纷应当坚持自愿、合法、平等的原则,尊重当事人的权利,尊重客观事实。医患双方应当文明、理性表达意见和要求,不得有违法行为。

协商确定赔付金额应当以事实为依据,防止畸高或者畸低。对分歧较大或者索赔数额较高的医疗纠纷,鼓励医患双方通过人民调解的途径解决。医患双方经协商达成一致的,应当签署书面和解协议书。

病历不仅作为诊疗参考资料、医疗质量评判的依据,在发生医疗纠纷时可视作重要的依据。在司法过程中医疗单位负责提供病历原件或复印件。2002 年 9 月 1 日起施行的《医疗事故处理条例》第 8 条规定,"医疗机构应当按照国务院卫生行政部门规定的要求,书写并妥善保管病历资料"。第 16 条中指出"发生医疗事故争议时,死亡病例讨论记录、疑难病历讨论记录、上级医师查房记录、会诊意见、病程记录应当在医患双方在场的情况下封存和启封。"

四、病历的管理

1. 纸质病历的管理

（1）门诊病历：在医疗机构（医院）建有门（急）诊病历档案部门的，其门（急）诊病历由医疗机构负责保管。没有在医疗机构（医院）建立门（急）诊病历档案部门的，其门（急）诊病历由患者负责保管，在就诊时要携带病历就诊。当前绝大多数医院门诊病历都由病人保管与携带。

（2）住院病历：住院病历一律由医院病历档案科（病案科）负责统一保管。

病房医务工作者必须在病人出院前将相关病历资料整理成册，并在规定时间内送到病案科（或由病案科工作人员统一收集）。

病案科管理人员在患者出院后，对所有出院病历及时回收后按顺序进行整理、索引、存放、归档保管，以利于后期个人或单位进行使用。

2. 电子病历的管理

电子病历（Electronic Medical Record，EMR）也叫计算机化的病案系统或称为基于计算机的病人记录。它是用电子设备保存、管理、传输和重现数字化的病人医疗记录，取代手写纸质病历。

同样，电子病历是病人在医院诊断治疗全过程的原始记录，它包含有首页、病程记录、检查检验结果、医嘱、手术记录、护理记录等，是以电子化方式管理的有关病人相关的健康状态和医疗保健行为的信息。

电子病历的管理在信息生成阶段，对医院多个相关的系统，如 HIS（医院信息系统）、LIS（实验室/检验科信息系统）、PACS（影像归档和通讯系统）等进行数据采集与加工，最终传输到病案科，在信息生成与传输的过程中，加入多级审核机制。电子病历归档到病案科后，信息检索与借阅、利用更灵活、便捷，也更有利于保管。

3. 病历管理的重要性

病历管理对病人来说是汇总了病人住院期间所有问诊、检查、诊断、治疗、护理等医疗活动中形成的文字、图表、影像等资料，并经综合、分析、整理后归档的管理。病案科专人专库房保管这些资料，保证其真实、完整，病人需要时可以随时复制后加盖公章，比病人自我保存在手上更有效力和安全保障。

病历管理对医护工作者来说是使病案资料信息得更好地充分利用和发挥作用。病案内容来自于临床医疗实践，具体、真实、及时、可靠的资料，是教学工作的好教材；并且通过一定数量的病案分析和研究，能总结出经验和科研成果，对指导医疗实践和提高医疗水平有着促进作用。

病案管理对上级卫生部门来说是重要的基础数据来源。根据疾病的分布和死因分析，病案资料能够为社会提供疾病谱和死亡谱；为卫生防疫、医疗保健等部门提供计划、组织、指导、检查、监督和协调医疗卫生工作的依据,起到加强预防保健工作的作用。

对于司法部门来说是具有法律作用的可贵资料。因此,2018 新颁布实施的《医疗纠纷预防和处理条例》明确规定"任何单位和个人不得篡改、伪造、隐匿、毁灭或者抢夺病历资料。"

4. 病历管理的年限

根据《医院机构管理条例实施细则》第 53 条规定"医疗机构的门诊病历保存期不得少于 15 年;住院病历保存期不得少于 30 年"。

(孙玉琴)

第十三章　生老病死,大自然的规律

　　人体是由自然界的许多元素构成的一个有机体,是一个具有生命活力的实体。由于机体是以细胞为基本单位构成的,而且功能相同或相似的细胞聚集成团而形成具有一定功能的组织,再由这种组织共同形成一个具有某种特殊功能的器官,相应功能的器官共同组成人体不同的较大的功能单位——系统(如泌尿系统包括:肾脏、输尿管、膀胱、尿道)。

　　人体的各个系统执行和管理着人体的相应生命功能。例如体神经系统具有思维能力,执行与管理人类的思维与指挥机体的相应行动;运动系统包括骨骼、肌肉、韧带等,在神经系统指挥下完成各种动作;消化系统完成食物的消化与营养物质的吸收与利用,同时排出残渣;泌尿系统完成水盐代谢功能,保持人体的酸碱平衡等功能;生殖系统产生生殖细胞,具有繁衍后代的特殊功能……总之,各类不同的细胞、组织、器官、系统共同组成一个完整的生命体。

　　因此,人类在自然界也必须遵守大自然的某些法则与规律。

一、物质不灭定律是永恒的

　　物质不灭定律也称为"质量守恒定律",是俄国伟大科学家罗蒙诺索夫于1756年最早发现的。科学家们通过大量的定量试验,发现了在化学反应中,参加反应的各物质的质量总和等于反应后生成各物质的质量总和。这个规律就称为质量守恒定律(物质不灭定律),它是自然界普遍存在的基本定律之一。

　　在任何与周围隔绝的物质系统(孤立系统)中,不论发生何种变化或过程,其总质量保持不变,是自然界的基本定律之一。20世纪初以来,发现高速运动物体的质量随其运动速度而变化,又发现实物和场可以互相转化,因而要按质能关系考虑场的质量。质量概念的发展使质量守恒原理也有了新的发展,质量守恒和能量守恒两条定律通过质能关系合并为一条守恒定律,即质量和能量守恒定律(在物理学中简称"质能守恒定律")。

　　人体是由物质构成的完整单位,人体内无时无刻不在产生着化学变化,称之为人体的"生化反应"。美国的海弗利克教授在1961年发现人体约由500亿个细胞组成,当然必须遵守质量守恒定律(物质不灭定律)。

二、新陈代谢规律是不可抗拒的

1. 新陈代谢简介

机体与机体内外环境之间的物质和能量交换，以及生物体内物质和能量的自我更新过程称为新陈代谢。新陈代谢是生物体内全部有序生物化学变化的总称，其中绝大多数的生物化学变化一般都是在酶的催化作用下进行的。新陈代谢包括：合成代谢（同化作用）和分解代谢（异化作用）。

任何活着的生物体都必须不断地吃进东西，不断地积累能量；还必须不断地排泄废物，不断地消耗能量。这种生物体内与外界不断进行的物质和能量交换的过程，就是新陈代谢。

新陈代谢是生命现象的最基本特征，它由两个相反而又统一的过程组成，一个是同化作用过程，另一个是异化作用过程。

人体在生长、发育和衰老阶段新陈代谢是有差异的。幼婴儿、青少年正在长身体的过程中，需要更多的物质来建造自身的机体，因此新陈代谢旺盛，同化作用占主导位置。到了老年、晚年，人体机能日趋退化，新陈代谢就逐渐缓慢，同化作用与异化作用的主次关系也随之转化。

新陈代谢是生命体不断进行自我更新的过程，如果新陈代谢停止了，生命也就结束了。

2. 新陈代谢分为物质代谢和能量代谢

（1）物质代谢是指生物体与外界环境之间物质的交换和生物体内物质的转变过程。主要包括：①同化作用：又称为合成代谢，从外界摄取营养物质并转变为自身物质。②异化作用：是指生物体能够把自身的一部分组成物质加以分解，释放出其中的能量，并且把分解的终极产物排出体外的过程。

（2）能量代谢是指生物体与外界环境之间能量的交换和生物体内能量的转变过程。主要包括：①储存能量：是同化作用的结果，将从外界摄取的营养物质并转变为自身的物质与能量。②释放能量：是异化作用的结果，将自身的部分物质在被氧化分解的同时释放出能量。

3. 新陈代谢的功能

（1）从周围环境中获得营养物质。

（2）将外界摄入的营养物质转变为自身需要的结构元件，即大分子的组成前体。

（3）将结构元件装配成自身的大分子，例如蛋白质、核酸、脂质等。

（4）分解有机营养物质。

（5）提供生命活动所需的一切能量。

4. 同化作用的类型

人和动物吃进外界的物质(食物)以后,通过消化、吸收,把可利用的物质转化、合成自身的物质;同时把食物转化过程中释放出的能量储存起来,这就是同化作用。

根据生物体在同化作用过程中能不能利用无机物制造有机物,新陈代谢可以分为自养型和异养型及兼性营养型三种。

(1)自养型:绿色植物直接从外界环境摄取无机物,通过光合作用,将无机物制造成复杂的有机物,并且储存能量,来维持自身生命活动的进行,这样的新陈代谢类型属于自养型。

少数种类的细菌,不能够进行光合作用,而能够利用体外环境中的某些无机物氧化时所释放出的能量来制造有机物,并且依靠这些有机物氧化分解时所释放出的能量来维持自身的生命活动,这种合成作用称为化能合成作用。总之,生物体在同化作用的过程中,能够把从外界环境中摄取的无机物转变成为自身的组成物质,并且储存能量,这种新陈代谢类型称为自养型。

(2)异养型:人和动物不能像绿色植物那样进行光合作用,也不能像硝化细菌那样进行化能合成作用,它们只能依靠摄取外界环境中现成的有机物来维持自身的生命活动,这样的新陈代谢类型属于"异养型"。总之,生物体在同化作用的过程中,把从外界环境中摄取的现成的有机物转变成为自身的组成物质,并且储存能量,这种新陈代谢类型称为异养型。

(3)兼性营养型:有些生物(如红螺菌)在没有有机物的条件下能够利用光能固定二氧化碳并以此合成有机物,从而满足自己的生长发育需要;在有现成的有机物的时候这些生物就会利用现成的有机物来满足自己的生长发育需要。

5. 异化作用的类型

异化作用是在同化作用进行的同时,生物体自身的物质不断地分解变化,并把储存的能量释放出去,供生命活动使用,同时把不需要和不能利用的物质排出体外。

根据生物体在异化作用过程中对氧的需求情况,新陈代谢的异化作用基本类型可以分为需氧型、厌氧型和兼性厌氧型三种。

(1)需氧型:绝大多数的动物都需要生活在氧气充足的环境中。它们在异化作用的过程中,必须不断地从外界环境中摄取氧气来氧化分解体内的有机物,释放出其中的能量,以便维持自身各项生命活动的进行。这种新陈代谢类型称为需氧型,也称为有氧呼吸型。

(2)厌氧型:有一类型的生物,如乳酸菌和寄生在动物体内的寄生虫等少数生物,它们在缺氧的条件下,仍能够将体内的有机物氧化,从中获得维持自身生命活动所需要的能量。这种新陈代谢类型称为厌氧型,也称为无氧呼吸型。

（3）兼性厌氧型：这一类生物在氧气充足的条件下进行有氧呼吸，把有机物彻底的分解为二氧化碳和水；在缺氧的条件下将有机物不能彻底地分解为乳酸或酒精和水。典型的兼性厌氧型生物就是酵母菌。

6. 影响新陈代谢的因素

新陈代谢是在无知觉情况下，时刻不停地进行的体内活动，包括心脏的跳动、保持体温和呼吸。人体新陈代谢受下列因素影响。

（1）年龄：一个人越年轻，新陈代谢的速度就越快。这是由于身体在生长发育造成的，尤其在婴幼儿时期和青少年时期速度更快。

（2）身体表皮面积：身体表皮面积越大，新陈代谢就越快。

（3）性别：男性通常比女性的新陈代谢速度快。

（4）运动量：剧烈的体育运动过程中和活动结束后的几个小时内都会加速身体的新陈代谢。

三、人类的自然寿命是多少

1. 关于人类寿命

巴风寿命系数学说具有一定价值。英国生物学家、老年学家巴风教授在做了大量研究工作的基础上提出：动物，特别是哺乳动物（包括人类）的寿命，可为各自生长期的 5～7 倍，相当性成熟期的 8～10 倍。这个"数字"被称为"巴风寿命系数"。用此方法进行推算，对生物界几乎是完全适用的，对于人类也不例外。

（1）人类：生长期为 20～25 年，其寿命可达 100～175 岁。

人的生长期×巴风寿命系数＝（20－25）×（5－7）＝100～175 岁。

（2）目前人类平均寿命活不到自然寿命的原因，巴风教授认为与下列因素有关：

首先，运动姿势的变化。人类从爬行进化到双足直立行走，骨骼、关节、肌肉、韧带等运动幅度缩小，脊柱负荷加重；大脑位置高，易缺血缺氧；心脏功能减退；大脑、心脏、脊椎易患疾病。

其次，呼吸方式改变。哺乳动物为腹式呼吸，肺活量大。人类的胎儿、婴儿以腹式呼吸为主，学会走路后改为胸式呼吸为主，大部分肺细胞闲置，肺功能退化，影响长寿。

再次，消化功能减退。人类消化系统功能与其他动物相比明显退化，咀嚼能力下降，吞食能力减弱，胃肠菌群衰退，易出现代谢性疾病等。

最后，循环功能弱化。舒适环境使人类活动减少，甚至变懒，生活方式不良，心血管锻炼少，全身微循环系统退化，心脑血管易发生硬化。

此外，人类神经系统和智力高度发达，心理情绪却十分复杂、恶化，饮食失衡，免疫力下降，都是人类短寿的因素。

鉴于上述种种原因,巴风教授认为,合理运动、饮食均衡、心理调节等,是人类恢复自然寿命的发展方向。也就是说,如果调理得当,人的寿命有可能达到100～175岁。

2. 人类的预期寿命

人均预期寿命,可以反映出一个社会生活质量的高低。社会经济条件、环境卫生、社会环境、卫生医疗水平等都限制着人的寿命。所以在不同的社会,不同的时期,人类预期寿命的长短有着很大的差别。同时,由于遗传因素、体质、生活条件等个体差异,也使每个人的寿命长短相差悬殊。因此,虽然难以预测具体某个人的寿命有多长,但可以通过科学的方法计算,并告知在一定的死亡水平下,预期每个人出生时平均可存活的年数(岁数),这是根据婴儿和各年龄段人口死亡的情况计算后得出的,是指在现阶段每个人若无意外,应该活到这个年龄,人口学家称之为"预期寿命"。

人口平均预期寿命的计算要用到一连串的数学公式。

影响人类寿命的主要因素:内因(遗传)与外因(环境和生活习惯)。

(1) 遗传因素对寿命的影响。

科学家研究发现,在长寿者体内的遗传因素体现得比较突出。一般来说,父母寿命长,其子女寿命也长。

我国广东省对百岁老人调查后发现,有家庭长寿史者占84.6%。

资料表明,在年龄越高的人群中,其家族的长寿率越高,如在80～84岁的老年人群中,其家族长寿率为52%;而在105岁的人群中,其家族长寿率为71%。

中国科学家研究发现,长寿老人体内的载脂蛋白E3比较多,占到80%～90%。

(2) 环境和生活习惯对人类寿命的影响。

科学家们普遍认为,环境和生活习惯对人类寿命所起的作用甚至能达到66%。遵循健康生活方式生活的人可以比一般人多活10年。

3. "单位耗能原则"对寿命的影响

科学家们早就发现,哺乳动物的寿命长短和他们的体重有着一定的比例关系,身体越大,寿命越长,大象＞马＞狗＞兔＞鼠,反之亦然。

为了维持生命,在同样的体温下家鼠每千克体重耗费的氧气要比大象多得多。高速的新陈代谢过程带来的是相对增多的自由基等引起衰老的副产品,所以小个子动物寿命相对短也就不足为奇了。

这个规则不是对所有哺乳动物有效。在哺乳动物中,灵长类动物在同体重动物中寿命普遍要长。罗猴与猫的体重相当,寿命却是后者的1.4倍;黑猩猩的体重比马小,寿命却相差不多;人类和黑猩猩、大猩猩体重差不多,寿命却是它们的2倍。

据此，人们很快想到寿命和大脑容量也有着密切的关系。用进化论解释就是：脑容量大就更聪明，显然是一种生存优势。脑科学研究也表明，人体的衰老主要是脑细胞的死亡。强有力的大脑也能更准确更协调地指挥全身各系统各器官的功能活动，人类也因此获得健康长寿。

人类的长寿看起来很大程度上与大脑发达有关。为了发育出相应复杂的大脑，哺乳期、生长发育期也必然相应的拉长了。结合实际的寿命记录，人们得出了哺乳动物的自然寿命相当于生长期的 5～7 倍的结论。人的生长期长达 20～25 年，因此，人的自然寿命应该是 100～175 岁。

从微观角度看，人体细胞的分裂周期为 2.4 年，而细胞分裂极限是 40～60 次，平均为 50 次，因而人的自然寿命约为 120 岁。上述两种推算人类寿命的方法基本衔接得起来。

4. 寿命极限学说——海弗里克上限

美国加利福尼亚大学的老年学专家莱纳得·海弗里克教授认为：人类有一个"绝对报废日期"。

1961 年，海弗里克教授报告，人类皮肤细胞（或人的胚胎成纤维细胞）在实验室条件下，将细胞放进培养皿中培养，让它们分裂、生长，直到铺满培养皿。在培养皿铺满一层细胞后，正常的细胞就会停止增殖。然后，将其中一小部分细胞转移到另一个新鲜的培养皿中培养。发现即使在最合适的培养条件下，转移来的成纤维细胞也无法无限增殖下去，而是大概分裂了 50 代后就停止。这种现象表明任何细胞只能进行有限次数的分裂，上限次数被命名为细胞分裂的"海弗里克上限"。

在现代老年学中，海弗里克极限已被奉为一条基本规律。

但是，近代利用转基因技术，将具有维持细胞分裂功能的基因和促进细胞增殖的基因植入人的脐带血管内皮细胞，使血管内皮细胞的分裂次数从 65 次增加到 200 次以上。

5. 端粒学说——端粒对细胞分裂的影响

以端粒形式存在的"细胞生物钟"支持海弗里克上限理论。端粒是染色体末端重复出现的 DNA 序列，能保护染色体退化。当细胞在实验室生长时，端粒在每次分裂后都有所缩短，每一次缩短意味着这些细胞进一步地衰老，可以用来检测细胞不再分裂的日期，这是一种内生的生物钟。

此后，海弗里克教授和其他学者成功地记录了多种生物的细胞海弗里克上限，包括长寿的 Galapagos 海龟（200 岁），在衰老之前分裂大约 110 次（90～125）；短命的实验白鼠（3 岁），只分裂 15 次。

但海弗里克上限是否真的能确定生物寿命，并未得到完全证实。相关性并不构成因果关系，例如，白鼠细胞的海弗里克上限很小，在标准实验室的条件下可以无限次分裂。在比活体中氧气浓度更高的实验室环境（3％～5％比20％），细胞分裂活动毫无海弗里克上限。癌症细胞被称为"永生细胞"，也无分裂上限。

活体内，细胞能产生足量的末端酶，它可以用新生酶替换退化的端粒。因此，海弗里克"上限"更宜称为海弗里克"钟"，它只能读出细胞的年龄，但不能导致细胞死亡。

"海弗里克上限"可能显示出某种生物最大寿命，但是最终是什么结束了他们的生命呢？实验结果：60岁者的皮肤细胞同年轻人的细胞一样，仍然能分裂50次左右。表明端粒长度和寿命之间关系也并不明确。实验室白鼠的端粒比人类长五倍，寿命却比人类短40倍。

在人类体内，大部分的细胞并不是简单的衰老，干细胞会修复、清理或替换。

6. 长寿有极限吗

长寿是一个经久不衰的研究方向与十分沉重而又吸引众多学者研究的课题。上至帝王将相，下到平民百姓，都希望长寿，因此延年益寿也是世人的一个梦想。从1990年开始，人类的平均寿命一直在逐年上升。随着长寿老人数量的增加以及动物模型研究（通过基因或饮食调节延长寿命）的乐观结果，让很多人认为人类的寿命没有上限。

说到"长生不老"，没有谁不心往神驰的，这也是人类一代又一代人梦寐以求的愿望。然而，人类并不能长生不老，因为生老病死的自然规律是人们无法逾越的。

那么人类的寿命到底有多长？

据现代生物学家推算，大自然赋予人类的寿命应该是100～175岁。英国著名生物学家巴风教授指出，一般哺乳动物的最高寿命，相当于它完成生长期的5～7倍。按这样推算，人的最高寿命应该是100～175岁。还有，美国的海弗利克教授在1961年发现人体约由500亿个细胞组成，它们大部分从胚胎期开始分裂，每分裂1次的间隔是2.4年，这样推算人的寿命也应该在120～150岁。有的生物学家根据性成熟期来推算，哺乳动物的寿命一般是性成熟期的8～10倍。人的性成熟期为14～15岁，那么由此推算人的寿命该在110～150岁。我国的古医书《黄帝内经》中说，上古之人尽终其"天年"，度百岁乃去。百岁就是100年，说明古人也把100年作为人类的自然寿命。

据北京国际抗衰老医学临床研究所专家学者称、在欧洲研究抗衰老课题多年的专家介绍：关于人类到底能活多少岁，目前世界上公认的计算方法有三种：其一，细胞衰退学说认为约130岁。认为人体细胞到30岁达成完全成熟，此后，就开始走下坡路。所有器官逐渐衰退，每一年下降1％，100年的时间正好完全衰退，再加上之前的30岁，人类寿命最长为130岁。其二，细胞更换学说认为120岁左右。对所有动物来说，用细胞分裂次数乘以分裂周期得出的就是自然寿限。人一生中细胞要分裂 50 次,每次分裂周期平均 2.4 年,因此寿命应为 120 岁左右。其三,性成熟周期学说认为 112～140 岁。人类在 14 岁左右达成性成熟,性成熟期的 8～10 倍即为人的寿命极限,即 112－140 岁。

但由于人从出生开始,所有器官就迈上了生长、发育、鼎盛、衰退、老化、死亡的道路。再加上生存环境的影响,例如自然环境、饮食习惯、精神压力、药物的毒副作用等无数自然界不利因素影响着人体重要器官的生理功能,使之产生疾病与不断衰竭,以至于让大多数人无法达到"自然寿命期限"。

四、延缓衰老靠科学

研究人体衰老的学者与机构倾向研究推迟老年病发病时间,而不是直接研究如何延长寿命。因为长寿和健康互相交集,如果能让一个人健康的时间越长,他就可能适度地延长寿命。当然,如果仅寿命长,而健康状况极差,那是没有生命质量的长寿,也没有实际意义。因此,人们渴求的是"健康长寿"。

1. 保健措施要持之以恒

(1) 饮食会影响健康:过去人们说"病从口入",指许多疾病经口腔进入消化道产生疾病,如痢疾等。现在又流行一句话"吃出健康"来,指科学饮食,让进入身体的卡路里(热能)要限制;某些食物促进健康,另一些食物影响健康;因此,科学的饮食结构、食物和药品都直接关系到健康与寿命。

(2) "好奇心"可让心脏保持年轻:对事物充满好奇心的人更不容易肥胖,也更不容易沉迷于吸烟、酗酒等不良嗜好。

(3) 讲究坐姿护脊椎:长期跷二郎腿容易引起弯腰驼背,压迫脊椎神经,造成腿部静脉曲张。英国科学家发现,135 度的靠后松弛坐姿最能保护脊椎。

(4) 动手防衰老:经常搓揉 8 个部位可有效缓解衰老。

手:双手先对搓手背 50 下,然后再对搓手掌 50 下。可以促进大脑和全身的兴奋枢纽,增加双手的灵活性、抗寒性,延缓双手的衰老。

搓额:左右轮流上下搓额头 50 下,可以清醒大脑,延缓皱纹产生。

搓鼻:用双手食指搓鼻梁的两侧。可以使鼻腔畅通,防治鼻炎。

搓耳:用手掌来回搓耳朵 50 下,通过刺激耳朵上的穴位来促进全身的健康,并可以增强听力。

搓肋:先左手后右手在两肋中间"胸腺"穴位轮流各搓 50 下,经常搓胸能起到安抚心脏的作用。

搓腹:先左手后右手地轮流搓腹部各 50 下,可防止积食和便秘。

搓腰:左右手掌在腰部搓 50 下,可补肾壮腰和加固元气,还可以防治腰酸。

搓足:先用左手搓右足底 50 下,再用右手搓左足底 50 下。可以促进血液循环,延缓衰老。

2. 食物选择与进食方法要注意

（1）防衰老食物：都说病从口入，其实健康也是从口而入的，经常食用一些促进健康的食物，如尖果、水果、菌类食物等，对防衰老有益。

豆类食物：豆类不会导致血糖的快速上升。它们性质温和，能预防皮肤晦暗、干燥，抵抗皱纹和皮肤松弛以及发胖。

鱼类：野生鲑鱼或者别的深水鱼类（沙丁鱼，鲱鱼、鳟鱼等）是蛋白质的最好来源。鱼类含有丰富的不饱和脂肪酸（Omega-3），能保持皮肤的光泽和紧致，还能让你的思维敏捷，情绪乐观。

蘑菇：蘑菇含有很高的植物纤维素，可防止便秘、降低血液中的胆固醇含量。蘑菇中的维生素C很多，可促进人体的新陈代谢。

橄榄油：橄榄油能帮助我们从食物中吸收Omega-3和维生素。

绿茶：绿茶里含有茶多酚，是一种很强的抗氧化剂，对癌细胞有抑制作用。绿茶多酚能有效恢复干燥细胞的活力，而且有研究表明绿茶多酚的活性对于皮肤问题，比如溃疡、痤疮甚至皱纹，都有潜在的好处。

吃粗粮，少食多餐。不要让消化系统过于疲惫。减少盐的摄入；适当多饮水、不憋尿，有计划地锻炼、控制体重、避免感冒。

3. 其他健身方法

还有研究长寿的学者介绍了一些延长寿命措施，试试这四招有效的长寿方法。其一，腹式呼吸有利于延年益寿：研究证明，坚持腹式呼吸半年，可使膈肌活动范围增加4厘米，肺的通气量大大提高。其二，练习爬行动作：一种是壁虎式爬行，全身着地，腹部和地面轻微接触，有利于促进消化和改善睡眠；另一种是跪式爬行，四肢着地，可让人放松，改善膝关节和营养循环代谢。（患有高血压等疾病的老人，请咨询医生后再做）。其三，顺应四时阴阳变化：春天多出门散步，吸收自然中的阳气；夏季晚睡早起，多出汗；秋天早睡早起，收敛神气；冬天避寒就温，少出汗、多晒太阳。尽量做到天人合一。

其实，研究长寿的学者发现了一条长寿者共同的规律是，身边一些长寿的老人心态都特别平和，所以应该向他们学习：遇事，坦然面对，换位思考，大度包容。简单点说就是：凡事看淡一点，做人洒脱一些！没有一个"小肚鸡肠"者能长寿的。

五、生老病死是生物学的规律

生老病死是一个汉语词汇，是人之常情，即出生、衰老、生病、死亡。生老病死乃天地之规律，万物之自然者。

俗话说"有生就有死"，人是会老会死的，只是时间迟早的问题。人类及生物都得经历这个过程，这个过程却有快慢与长短之区别。有的长，有的短。

1. 关于死亡的名人名言

(1) 国外名人名言。

尼采:不尊重死亡的人,不懂得敬畏生命。

罗素:一个老年人如果能有广泛的兴趣,学会关心他人,使自己的生活汇入到整个世界的生活中去,他就会像一滴水归入大海,慢慢地忘记了自己的存在,最终,也不会再有对死的恐惧。

歌德:人活到七十五岁,总不得不时时想到关于死亡的名人名言。死,我们不会因此而感到不安。太阳看起来好像是沉下去了,实在不是沉下去而是不断地辉耀着。

(2) 中国名人名言。

文天祥:人生自古谁无死,留取丹心照汗青。

陶渊明:亲戚或余悲,他人亦已歌。死去何所道,托体同山河。

李清照:生当作人杰,死亦为鬼雄。

2. 关于死亡的哲学:你怕死吗?

《耶鲁大学公开课:死亡》这是一本关于死亡的哲学书,作者谢利·卡根,美国耶鲁大学教授。

谢利·卡根是位无神论者,在本书的一开始他就花了大篇幅来否定灵魂的存在。谢利·卡根认为,不管从任何方面考虑,灵魂都没有存在的必要,人死如灯灭,任何事物说它死了也好,坏了也罢,就是因为它不能正常工作了,在这个意义上来讲,一个人死了与手机坏了有什么区别呢?他的结论是:至少从目前来看,最佳的解释、推论都没有给出设定灵魂存在的理由。中国俗语"人死如灯灭"。

笔者认为,死亡是一个沉重的命题,也是一个任何人都不能回避的严肃的命题。耶鲁大学能开公开课:死亡。证明了人类的文明与进步!

3. 有尊严地离去,不要徒增痛苦是明智地选择

(1) 关于死亡质量的调查。

经济学人智库对全球 80 个国家和地区进行死亡质量的调查后,发布了《2015年度死亡质量指数》报告:英国位居全球第一,中国大陆排名第 71。

有学者认为,科技发展到今天,医生面对的最大问题不是病人如何活下去,而是临终病人如何有质量的死掉。

据资料介绍,1999 年,巴金先生病重被送入医院。一番抢救后,终于保住生命。但鼻子里从此插上了胃管。"进食通过胃管,一天分 6 次打入胃里。"胃管至少 2 个月就得换一次,"长长的管子从鼻子里直通到胃,每次换管子时他都被呛得满脸通红。"长期插管,嘴合不拢,巴金下巴脱了口。"只好把气管切开,用呼吸机维持呼吸。"巴金想放弃这种"生不如死"的治疗,可是他没有了选择的权利,因为家属和领导都不同意。"每一个爱他的人都希望他活下去。"哪怕是昏迷着,哪怕是靠呼吸机,只要医学仪器仪表上显示还有心跳就好。就这样,巴金在病床上苦苦煎熬到生命的最终站点。巴金自己却说:"长寿是对我的折磨。"

(2)美国医学界对于死亡的想法与做法。

美国是癌症治疗水平最高的国家,当美国医生自己面对癌症侵袭而无能为力时,他们又是如何面对和选择的呢?

2011年,美国南加州大学一位医学专家发表了一篇轰动美国的文章——《医生选择如何离开人间?》和普通人不一样,但那才是人们应该选择的方式。

作者写道:"几年前,我的导师查理,经手术探查证实患了胰腺癌。负责给他做手术的医生是美国顶级医学专家,但查理却丝毫不为之所动。他第二天就出院了,再也没迈进医院一步。他用最少的药物和治疗来控制病情,然后将精力放在了享受最后的时光上,余下的日子过得非常快乐。"

他们在人生最后关头,集体选择了生活品质!

一位读者(约翰逊)读后写下了3条"生前预嘱":

其一,如果遇上绝症,生活品质远远高于延长生命。我更愿意用有限的日子,多陪陪亲人,多回忆往事,把想做但一直没做的事尽量做一些。

其二,遇到天灾人祸,而医生回天乏术时,不要再进行无谓的抢救。

其三,没有生病时,珍惜健康,珍惜亲情,多陪陪父母、妻子和孩子。

(3)中国研究死亡的有识之士倡导"生前预嘱"。

"不得好死"——这可能是现在最被人们忽略的幸福难题。

中国首个提倡"尊严死"的公益网站——选择与尊严。

罗XX发起成立"临终不插管"俱乐部时,完全没有想到它会变成自己后半生的事业。有一次,她和一群医生朋友聚会时,谈起人生最后的路,大家一致认为:"要死得漂亮点儿,不那么难堪;不希望在ICU室里,赤条条的,插满管子,像一台吞币机器一样,每天吞下几千元,最后'工业化'地死去。"十几个老人便发起成立了"临终不插管"俱乐部。随后不久,罗XX在网上看到一份名为"五个愿望"的英文文件。

"我要或不要什么医疗服务?"

"我希望使用或不使用支持生命医疗系统?"

"我希望别人怎么对待我?"

"我想让我的家人朋友知道什么?"

"我希望让谁帮助我?"

这是一份叫作"生前预嘱"的美国法律文件,它允许人们在健康清醒时刻通过简单问答,自主决定自己临终时的所有事务,诸如要不要心脏复苏、要不要插管子等等。

罗XX开始意识到:"把死亡的权利还给本人,是一件意义重大的事!"于是她携手另一位志同道合的陈 XX，创办了中国首个提倡"尊严死"的公益网站——选择与尊严。

"所谓尊严死，就是指在治疗无望的情况下，放弃人工维持生命的手段，让病人自然有尊严地离开人世，最大限度地减轻病人的痛苦。"

（4）英国是如何成为"死亡质量第一位"的。

经济学人智库发布的《2015 年度死亡质量指数》：英国位居全球第一，中国大陆排名第 71。

何谓死亡质量？就是指病患者最后（临终前）的生活质量。

英国死亡质量为什么会这么高呢？

当面对不可逆转、药物无效的绝症时，英国医生一般建议和采取的是"缓和治疗"，而不是"过度治疗"。

何谓缓和治疗？"就是当一个人身患绝症，任何治疗措施都无法阻止这一过程发展时，便采取缓和疗法来减轻患者的病痛症状，提升病人的心理和精神状态，让生命的最后一程走得完满有尊严。"

缓和医疗有三条核心原则：其一是承认死亡是一种正常过程；其二是既不加速也不延后死亡；其三是提供解除临终痛苦和不适的办法。

英国建立了不少缓和医疗机构或病房，当患者所罹患的疾病已经无法治愈时，缓和医疗的人性化照顾被视为理所当然的基本人权。

社会上认为："这是最好的死亡处方"。

（5）中国为提高"死亡质量"在艰难曲折地前行。

有学者认为，死亡是每个人的必修课，对于死亡，要让人们有充分的了解，最基本的问题如下。

①什么是尊严死？

当病人在不可治愈的伤病末期，放弃无效抢救和不使用生命支持系统。让临终者的死亡既不提前，也不拖后，而是自然来临。在这个过程中，应最大限度尊重、符合并实现本人意愿，尽量有尊严地告别人生。

②什么是"生前预嘱"？

"生前预嘱"是人们事先，也就是在健康或意识清楚时签署自己在生命临终前的"嘱咐文书"，说明在不可治愈的伤病末期或临终时自己要或者不要哪种医疗护理的指示文件。

③什么是临终时"我的五个愿望"

五个愿望具体内容是：要或不要什么医疗照顾；希望使用或不使用生命支持治疗；希望别人怎样对待我；想让我的家人和朋友知道什么；我希望谁帮助我。

④什么是缓和医疗？

缓和医疗是一种提供给患有危及生命疾病的患者和家属的医疗措施，旨在提高病人的生活质量及面对危机能力的系统方法。通过对痛苦和疼痛的早期识别，以严谨科学的评估和有效管理，满足患者及家属的所有（包括心理和精神）需求。

六、生命科学永远是一个值得深入研究的学科

1. 中国科学家用化学方法制备人体干细胞取得重大突破

《武汉晚报》2018 年 4 月 7 日以题为"中国科学家发明'魔法药水''洗洗澡'就能让细胞'返老还童'"报道了我国生物学家所取得的杰出成就。

[简介]生物学家开发了一套"魔法药水"，依次为细胞洗澡。就能《返老还童》，回到具有多种分化能力的干细胞状态。

中国科学院广州生物医药与健康研究院研究员裴端卿领衔的研究团队经过 5 年攻关，揭示了化学方法制备干细胞的科学原理，为诱导多能干细胞的研究和优化制备途径提供了全新的科学视角和解决方案。相关成果于北京时间 2018 年 4 月 6 日在线发表于国际干细胞权威杂志《细胞·干细胞》。

[原理]裴端卿团队开发出的这套用一小分子诱导多能干细胞的方法，只需给细胞用两种不同的"药水"依次"洗澡"。便可以将体细"返老还童"到多能干细胞的状态。诱导多能干细胞可以帮助人类了解细胞"变身"的奥秘，为科学界提供了一个窥探生命本质的窗口。

多能干细胞是一类具有自我更新、自我复制能力的细胞，具有再生各种组织器官的潜在功能，为疾病治疗和再生医学提供"种子"细胞来源。

这些神奇的"魔法药水"如何将成人体细胞诱导成胚胎发育早期的多能干细胞状态？

裴端卿说，在个体中，所有的细胞都拥有同样的染色质。为什么会形成形态各异、功能不同的各种细胞呢？

原来，细胞在发生可识别的形态变化之前，就受约束而向特定方向分化，确定了其未来的发育命运。团队研究发现，这一"调控之手"就是细胞核内部的"信息中枢"染色质的状态。细胞染色质的开放(1)与关闭(0)状态总和，构成了决定细胞命运状态。这就犹如计算机二进制的"密码串"，将细胞"锁"在了特定状态。

科研团队进一步研究发现，在成人体细胞的开放染色质位点周围，由 AP—1 及 ETS 等转录因子家族成员看守着，而在干细胞中，则由 OCT、SOX 和 KLF 等转录因子家族成员看守。细胞的"返老还童"，也就是由成人体细胞看守的染色质由开放到关闭，而干细胞看守的染色质则由关闭到开放的更替过程。

裴端卿说，这项研究正是采用药物来精细开与关细胞染色质的"密码串"，先采用一组药物将体细胞命运状态"解锁"，再采用另一组药物将细胞命运驱动到多能干细胞状态，进而实现了细胞命运的"返老还童"。

[解密]让细胞"返老还童"的方法不止一个，裴端卿团队的新方法更为简单、

高效。

2012 年诺贝尔生理学或医学奖得主山中伸弥是诱导多功能干细胞的创始人之一。2007 年,他所在的研究团队通过对小鼠的实验,发现诱导人体表皮细胞使其具有胚胎干细活力特征的方法。

这一方法诱导出的干细胞可转变为心脏和神经细胞,为研究治疗多种心血管绝症提供了巨大助力。该方法免除了使用人体胚胎提取干细胞的伦理道德制约,因此在全世界被广泛应用,业界称之为"山中伸弥方法"。

但在山中伸弥的研究方法中,利用病毒载体进行逆转录,容易致癌,对于以后的临床应用有较大风险。

为了将体细胞诱导为多能干细胞。各国科学家不断地开辟新方法。后期,科学家利用化学小分子替代山中伸弥因子诱导出了多能干细胞.但存在步骤多、时间长、效率低、机理不清楚等缺点。

中科院广州生物院研究员刘星说,相比而言,中国科学家的新方法简单、高效、所需的初始细胞量少,而且容易标准化,被广泛应用。此外,该方案可以实现多种体细胞类型"返老还童",包括在体外极难培养的肝细胞。

与此同时,这个方法为开辟药物诱导细胞命运转变提供了新方向,将极大推动干细胞及再生医学的发展,服务于我国医疗与卫生事业。

[意义]"魔法药水"安全高效标准化,技术世界领先

众所周知,受精卵具有全能性,我们每个人都是从受精卵发育而来。在受精以后,大概 5 至 6 天就会形成卵胚,卵胚中的细胞有产生人体所有细胞、组织器官的能力,就叫多能细胞。

这种多能细胞拿到体外培养,就叫多能干细胞。在人工诱导下,多能干细胞可以用于再生新的组织和器官,为疾病治疗和再生医学提供个性化"种子"细胞,甚至帮助人类解开长生不老之谜。

干细胞与再生医学近年来方兴未艾,旨在通过干细胞移植、分化与组织再生,促进机体的创伤修复、治疗疾病,具有重大的临床应用价值,也是衡量一个国家生命科学与医学发展水平的重要指标。

裴端卿介绍,这次发现的新方案,由于没有引入外源基因,操作简便,诱导过程条件均匀、标准化,将提供安全、高效的制备干细胞方法,具有广阔应用市场前景。

中科院上海药物研究所研究员、国家新药筛选中心副主任谢欣表示,该研究方法与常规的诱导方法有显著区别,将化学小分子直接整合人 DNA,重塑染色质结构,从而改变基因表达,这是一个全新的机制。且该研究极大提高了诱导的效率,使化学诱导有望成为诱导多能干细胞的常规方法。

同时,这一机制可以指导科学家有目标地设计化合物小分子来改变染色质结

构,从而更加优化化学诱导重新编程体系。

更为重要的是,中国科学家在化合物诱导多能干细胞的领域上互为补位,使我国在该领域处于世界领先的地位。

[相关知识点]关于"干细胞"的知识。

干细胞是一类具有自我复制能力的多潜能细胞,在一定条件下,可以分化成多种功能细胞。它是一种未充分分化,尚不成熟的细胞,具有再生各种组织器官和人体的潜在功能,医学界称为"万能细胞"。

按分化潜能的大小,干细胞基本上可分为三种类型:

一类是全能性干细胞,它具有形成完整个体的分化潜能。胚胎干细胞就是全能的,它可以无限增殖并分化成为全身200多种细胞类型,进一步形成机体的所有组织、器官。

另一类是多能干细胞,具有分化出多种细胞组织的潜能,可直接复制各种脏器和修复组织。人类寄希望于利用多能干细胞的分离和体外培养,在体外繁育出组织或器官 并最终通过组织或器官移植,实现对临床疾病的治疗。

还有一类干细胞为单能干细胞(也称专能、偏能干细胞),这类干细胞只能向一种类型或密切相关的几种类型的细胞分化。如造血干细胞,它能产生红细胞、白细胞和血小板。又如皮肤干细胞,它能产生各种类型的皮肤细胞。

2. 大脑中的"超级慢波"可能是意识的基础

近20年来,磁共振扫描技术在脑科学领域的应用越来越广泛,是最前沿的观测大脑的技术。当科学家观看功能性磁共振扫描的大脑动态图像的时候,可以看到整个大脑表面会有一阵接着一阵的波动,就好像海面上此起彼伏的波浪一样。这样的"脑浪"每几秒就会起伏一次。

科学家在几十年前就观测到了大脑这种超级慢的节律,但是没有人知道它究竟是意味着什么。因为磁共振的数据往往包含着很多"噪音",所以大部分研究者都会把这种"超级慢波"也当作噪音的一部分,简单地忽略掉。但是在近期一篇发表在神经元杂志上的最新研究中,美国华盛顿大学圣路易斯分校的研究者们发现,"超级慢波"不仅不是噪音,而且可能是人(或动物)意识的体现。

这种"超级慢波"就好像是大海中的海浪一样。至今为止的研究,通常关注于神经元本身的变化,就像关注大海上的船只一样,可是科学家从来没有想过,船下面的海浪意味着什么。这个新的研究表明,大脑中的"海浪"在大脑协调自身复杂活动中扮演了重要的角色,并且可能和意识直接相关。

我们的大脑拥有超过1000亿个神经元。这些神经元之间相当精细地协调而且相互密切联系着。在2000年初期,科学家们发现了一个前人从来没有注意过的现象——当人在休息的时候,大脑会有大幅度的活动。这种活动现在称为大脑的静息态网络活动。

　　这个发现让科学家们知道，大脑不做特定的任务的时候也是高度活跃的。当人在发呆，做白日梦或者休息的时候，人的大脑并没有闲着。这个时候大脑消耗的能量和在做一道非常棘手的数学题时消耗的能量是差不多的。

　　在静息态的大脑活动被发现之后，科学家们观测到了精神病人的大脑活动和普通人有所不同。然而即使如此，精神分裂症病人也好，老年痴呆症病人也好，他们大脑活动无一例外的都出现了这种超级慢波。科学家不仅在人脑中观测到了超级慢波，在猴子的大脑扫描中和老鼠的大脑扫描中，也发现了类似的慢波。

　　那么这种慢波究竟是不是磁共振扫描特有的"噪音"呢？

　　研究者认为，超级慢波在大脑中的扩散方式与大量的行为有关，其中包括大脑的意识状态。超级慢波在大脑中的缓慢移动过程，给大脑信号远距离传输创造了短暂的机会。大脑中的超级慢波可以在大幅度上协调大脑不同区域之间的活动。

　　意识状态和无意识状态中超级慢波传播路径如此巨大的改变，意味着超级慢波可能是大脑运行的基础。如果将大脑的脑区可以看着是起伏于大海上漂泊的小船，那么大海的涟漪和洋流的方向自然会影响小船之间的信息传递，和船与船之间的协同合作。因此生命科学的奥秘更有待深入研究与探索。

**　　3. 科学家发现了人体的"新器官"**

　　科学发展是无止境的，生命科学的研究也是无止境的。近期就有科学家发现人体新器官："遍布全身，充当内置'减震器'"。

　　《网易科技讯》2018 年 3 月 29 日消息，英国《每日邮报》报道，一个科学研究团队已识别出一个以前未被发现的器官，它可能是人体内最大的数个器官之一。科学家们发现，曾被认为遍布全身的密集结缔组织实际上是充满流体的间质网络，并发挥着人体"减震器"的作用。

　　数千年来，人类一直在研究自身的解剖构造。直到今天，科学家们仍在不断揭示人体的新奥密。例如，中医学的经络还在不断地研究与寻找之中。

　　科学家们表示，"减震器"的发现不仅重塑了对人体器官与结构的认识，也有助于解释为什么癌症在侵袭某些人体部位后更容易蔓延。以纽约大学为首的研究团队表示，这一新发现的器官遍布全身。

　　至于此"减震器"直到现在才被发现，研究者们认为：

　　既往对于解剖学研究依赖显微镜载玻片观测切片，因此这一器官一直未被发现。使用显微镜观测的过程中，为了突出某些特征，组织被切成薄片或细条并染色后才进行观测。这种处理方式会凸显某些结构，但同时也排走了其中的液体。

　　研究人员利用一种全新的基于探针的共聚焦激光显微镜技术，能够观测含有液体的活体组织，而不是排出液体的固定组织。该技术利用相机探头照亮组织，与此同时，传感器负责分析反射图案。

在研究患者的胆管以检查癌症扩散情况时,研究者注意到一系列不寻常的相互关联的腔洞。这些腔洞似乎无法匹配任何已知的人体结构。但是,当研究团队把观察样本制作成载玻片后,这些腔洞消失了。进一步的研究表明,这种现象并非个例。研究人员检查了 12 名癌症患者的胆管组织样本,并在每个样本中都找到了这一结构。

而且,他们发现这种结构遍布全身,可以在所有组织被移动或受力的地方充当减震器。这些新发现有望推动医学领域的巨大进步。

这些互相连接的间质相当于"流动液体高速公路"。它们所处的位置有:皮肤表层下方;沿着消化道、肺和泌尿系统;围绕动脉、静脉和肌肉之间的筋膜等。

研究人员表示说,携带这类间质液的网络是人体的一个独特器官。它甚至可能是人体内最大的几个器官之一。

4. 艾滋病治疗新成果——首个国产艾滋病新药(商品名:艾可宁)获准上市

简介:综合央视、《人民日报》《中国医药报》报道:研发 16 年实现零突破,预计本季度能向患者供药。

长期以来,我国艾滋病治疗药物都是舶来品,没有自主研发的抗艾滋病新药,但临床对抗艾滋病新药的需求却日益增长。近日,记者从国家药监局获悉,我国自主研发的抗艾滋病新药艾博来泰长效注射剂获批准上市。这也是我国首个长效抗艾滋病融合抑制剂,拥有全球原创知识产权,该药的上市表明我国抗艾滋病药物实现了零的突破。

(1) 艾滋病正处于高发临界点,严峻形势呼唤抗艾新药。

艾滋病是公共卫生领域的重大传染病。2010－2017 年,我国艾滋病发病例数和死亡人数总体呈上升趋势。

国家卫生健康委员会发布的《2017 年我国卫生健康事业发展统计公报》显示,2017 年,我国艾滋病发病 57194 例,死亡 15251 人,报告死亡数居全国甲乙类传染病的首位。

"目前艾滋病的发病情况处于一个高发临界点,防治形势非常严峻。如果不提前做好准备;一旦失控。后果不堪设想。"药审中心首席审评员、化药临床二部部长说,这种情况下,抗艾滋病药物的研发和审评也面临巨大挑战。

2017 年,国办印发《中国遏制与防治艾滋病"十三五"行动计划》,其中提到的一个工作目标为,"经诊断发现并知晓自身感染状况的感染者和病人比例达 90%以上。符合条件的感染者和病人接受抗病毒的治疗的比例达 90%以上,接受抗病毒治疗的感染者和病人治疗成功率在 90%以上。"

长期以来,我国艾滋病治疗药物都是舶来品,尚无自主研发的抗艾滋病新药,但临床对抗艾滋病新药的需求日益增长。

2017 年 12 月,原国家食品药品监管总局发布并实施《关于鼓励药品创新实行优先审评审批的意见》(以下简称《意见》)指出,防治艾滋病药品注册申请可列入优先审评审批范围。这进一步推动了艾博韦泰的审评审批工作。

(2)艾博韦泰打一针管一星期,系全球首个长效抗艾药。

我国自2004年开始发放免费药物为艾滋病人进行治疗,但当时国产仿制药物并不完全适用于中国人体质,毒副作用较大。著名的艾滋病临床专家、北京协和医院感染科主任李太生反复比对各种药物治疗效果,最终优化出两个治疗方案,在全国推广。

特别注意的是,此次被批准上市的艾博韦泰长效注射剂,不是仿制药,而是我国自主研发,拥有独立知识产权的原创药品。

国家药监局药审中心化药临床二部审评员表示:此次新药的上市,不仅为艾滋病耐药患者的临床治疗提供了救命药,更重要的,在用药方式上发生了革命性变化。

这次批准的药在这方面有很大的改观,作用疗效时间非常长,仅需要1周注射1次,大幅度减少了因不按时服药造成的治疗失败及耐药性发生。而且从已有的数据来看,疗效与安全性也都很好,就可以给艾滋病治疗提供一个新的治疗手段。

这是中国人具有独立知识产权的第一个治疗艾滋病的一类新药,也是全世界第一个长效的融合抑制剂。

(3)艾博韦泰研制花了16年,第一针注射到自己体内。

研制全球首个长效抗艾滋病病毒的新药需要多久?16年以上,这是前沿生物药业(南京)股份有限公司(简称前沿生物)的答案。

能研制出长效抗艾滋病新药,源自前沿生物创始人谢东的强大开发背景。

20世纪90年代,艾滋病在全球蔓延。许多国家把防控艾滋病作为重大任务。谢东便去了一家跨国医药企业,主导并参与了3个抗艾滋病新药的研发,均成功上市。2000年,谢东参加一个亚太艾滋病大会时,了解到国内艾滋病防治形势严峻,尤其是缺少新药,便萌生了回国开发抗艾滋病新药的念头。

"HIV属于高度容易产生基因变异的逆转录病毒,长时间药物治疗,不管什么配方都会有部分患者产生耐药性,甚至中断几天服药就出现耐药的症状。"谢东说。这时候,就急需新药来治疗,但新药的研发一直陷入瓶颈期。全球医疗市场都在等待新型的抗艾滋病药物。

由于技术全球领先,公司连续获得科技部重大专项基金支持、美国比尔盖茨基金会和美国国立卫生研究院也连续4年提供无偿资金支持。

经过6年艰苦攻关,2008年,公司首个抗艾滋病新药艾博韦泰研制出来了,并获准进行一期临床试验。这是全球第一个进入临床试验的长效抗艾滋病新药。为了亲身检验药品的安全性,谢东不顾个人安危,大胆地将第1针注射到了自己的体内。

2012年临床一期试验结束。从试验结果看,艾博韦泰比已上市的传统抗艾滋病药物要领先一大步,不仅能有效抑制绝大多数 HIV 病毒,包括耐药病毒,而且不会攻击人体细胞,显示了良好的安全性。

(4)火箭速度优先审评,一切以临床需求为核心。

从 2006 年申报临床到 2008 年获得临床试验批件,再到 2018 年获得批准,作为申请人,前沿生物与药品审评审批部门打交道有 12 年之久。

对我国药品审评审批制度改革,谢东感慨。他表示"近年来我国药品审评审批水平正在迅速提升,在许多领域已接近国际水平。同时,审评观念发生重大转变,以满足患者临床需求为出发点,鼓励创新药物研发。"

据谢东介绍,艾博韦泰申报后,药审中心对其高度重视,投入大量资源,先后召了六次会议进行沟通交流。而实际上,对于药审中心在艾博韦泰的审评工作所下的工夫,这六次会议仅仅是谢东看到的"冰山一角"。

据记者了解,为了提升艾博韦泰审评质量和速度,药审中心先后召开近 20 次会议。这并不多见。"仅有关药学会议就至少有 7 次。"药审中心化药药学一部副部长对艾博韦泰开会之密集记忆犹新。

目前,药审中心不仅将现有的抗艾滋病药物纳入优先审评,还密切关注艾滋病治疗药物发展前沿领域,努力与国际研究同步。

记者获悉,艾博韦泰(商品名:艾可宁)正式批准的当天,前沿生物药业即开始生产,预计今年三季度能够开始向患者供药。

(《武汉晚报》2018.08.31.)

5. 癌症治疗方法新突破——松开免疫系统抗癌"刹车"

2018 年诺贝尔医学奖获得者美国科学家詹姆斯·艾利森与日本科学家本庶佑两人因发现治疗癌症的新途径与新方法而获得此项殊荣。

新成就简介:艾利森的主要成就:发现人体免疫 T 细胞有一种叫作 CTLA-4 的分子,对其进行"阻击"会解除免疫细胞受到的束缚,从而会全力对抗癌细胞。

据新华社电瑞典卡罗琳医学院 10 月 1 日宣布,将 2018 年诺贝尔生理学或医学奖授予美国科学家詹姆斯·艾利森和日本科学家本庶佑,以表彰他们在癌症免疫治疗方面所作出的贡献。

评奖委员会说每年都有数百万人死于癌症,这是人类最大的健康挑战之一。今年的获奖者"创立了癌症疗法的一个全新理念"。"通过激发我们免疫系统内在的能力来攻击肿瘤细胞,他们的发现是我们在与癌症战斗过程中的一个里程碑。"

本庶佑的主要成就:发现另一个免疫细胞"刹车"分子 PD－1,根据他的发现所开发的 PD－1 阻断疗法已被证实在对抗肿瘤方面具有突出效果。

6. 世界最著名的科学杂志——《SCIENCE》(科学)列出值得全球科学家攻克的生命科学课题

当今世界最著名的科学性最强的杂志——《SCIENCE》(科学),在庆祝

SCIENCE 创刊 125 周年之际，该刊杂志社公布了全球 125 个最具挑战性的科学问题。

现将关于生命科学的相关题目抄录如下（编号是原来序号）。

2. 意识的生物学基础是什么？

3. 为什么人类基因会如此之少？

4. 遗传变异与人类健康的相关程度如何？

6. 人类寿命到底可以延长多久？

7. 是什么控制着器官再生？

8. 皮肤细胞如何成为神经细胞？

11. 地球人类在宇宙中是否独一无二？

12. 地球生命在何处产生、如何产生？

14. 什么基因的改变造就了独特的人类？

15. 记忆如何存储和恢复？

16. 人类合作行为如何发展？

20. 我们能否有选择地切断某些免疫反应？

22. 能否研制出有效的 HIV 疫苗？

25. 地球到底能负担多少人口？

56. 太阳系的其他星球上现在和过去是否存在生命？

58. 能否预测蛋白质折叠？

59. 人体中的蛋白质有多少存在方式？

60. 蛋白质如何发现其作用对象？

61. 细胞死亡有多少种形式？

62. 是什么保持了细胞内的通行顺畅？

63. 为什么细胞的成分可以独立于 DNA 而自行复制？

64. 基因组中功能不同于 RNA 的角色是什么？

65. 基因组中端粒和丝粒的作用是什么？

66. 为什么一些基因组很大，另一些又相当紧凑？

67. 基因组中的"垃圾"（"junk"）有何作用？

68. 新技术能使 DNA 测序的成本降低多少？

69. 器官和整个有机体如何了解停止生长的时间？

70. 除了继承突变，基因组如何改变？

71. 在胚胎期，不对称现象是如何确定的？

73. 是什么引发了青春期？

74. 干细胞是否位于所有肿瘤的中心？

75. 肿瘤更容易通过免疫进行控制吗？

76. 肿瘤的控制比治愈是否更容易？

77. 炎症是所有慢性疾病的主要原因吗？

78. 疯牛病会怎样发展？

79. 脊椎动物在多大程度上依赖先天免疫系统来抵抗传染病？

80. 对抗原而言，免疫记忆需要延长暴露吗？

81. 为什么孕妇的免疫系统不拒绝其胎儿？

82. 什么与有机体的生物钟同步？

83. 迁徙生物怎样发现其迁移路线？

84. 为什么要睡眠？

85. 人类为什么会做梦？

86. 语言学习为什么存在临界期？

87. 信息素影响人类行为吗？

88. 一般麻醉剂如何发挥作用？

89. 导致精神分裂症的原因是什么？

90. 引发孤独症的原因是什么？

91. 阿兹海默症患者的生命能够延续多久？

92. 致瘾的生物学基础是什么？

93. 大脑如何建立道德观念？

94. 通过计算机进行学习的极限是什么？

95. 有多少个性源于遗传？

96. 性别倾向的生物学根源是什么？

97. 生命树是生命之间系统关系最好的表达方式吗？

101. 谁是世界的共同祖先？

111. 至今共有多少人种，他们之间有何关联？

112. 是什么提升了现代人类的行为？

113. 什么是人类文化的根源？

114. 语言和音乐演化的根源是什么？

115. 什么是人种，人种如何进化？

在这125个问题中，涉及生命科学的问题占48％，关系宇宙和地球的问题占16％，与物质科学相关的问题占14％以上，认知科学问题占9％。其余问题分别涉及数学与计算机科学、政治与经济、能源、环境和人口等占13％。所以，有学者称21世纪是生命科学世纪。

综上所述，生命科学的奥秘是永远值得科学家们探索与研究的重大项目，也可以说是永无止境的。